넷째, 안전하고 편안한 생활을 위한 **생활안전 관련 콘텐츠**로 구성하였습니다.

일상생활에서 발생할 수 있는 안전관련 소재를 활용한 인지훈련을 통해 어르신들이 안전한 삶을 영위하실 수 있도록 하였습니다.

다섯째, **과학적 성과분석**이 가능합니다.

교재에 수록된 매월 평가기준 및 평가표를 통해 월별 성과를 과학적으로 분석할 수 있습니다.

2019년 부터 다수의 치매안심센터, 주간보호센터와 연계하여 통계적 검증을 실시하였으며, 대부분 인지영역에서 효과성을 입증하였고, 우울증 감소와 주관적 기억력 장애도 개선됨을 알 수 있습니다.

기능제약의 정도(WHODAS 2.0)는 증가하였으나 **기억장애(SMCQ), 우울감(GDS)은 감소**하였고, **치매 중증화(MMSE-K)가 지연**되었으며, **전반적 인지능력이 향상** 되었음(대응표본 t-검정)

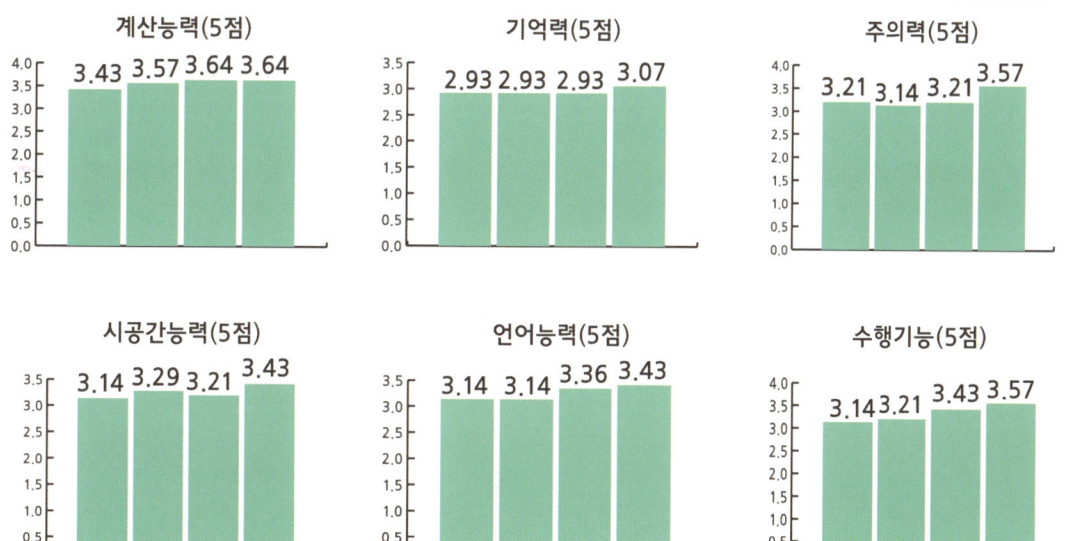

여섯째, 위코리아 **인지프로그램의 전문성**

2018년 부터 치매전문 프로그램을 개발하여 약 100여종의 저작권을 보유하고 있습니다.

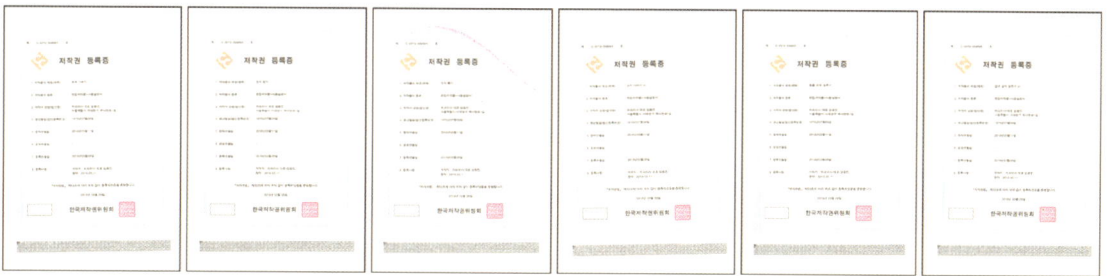

본 교재를 통해 치매 예방에 도움이 되기를 희망합니다.

위코리아 연구소

목차

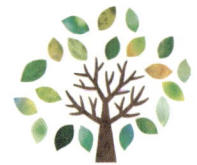

머리말   2

1일
노후긴급자금	기억력	7
선 그림 만들기	시공간능력	8
입출금 하기	계산능력	9
생활 안전	언어능력	10
마트 광고 전단지	주의력	11
지하철 이용	수행기능	12

2일
긴급복지지원제도	기억력	14
길찾기	시공간능력	15
생계급여	계산능력	16
다른 종류 찾기	언어능력	17
같은 음식 찾기	주의력	18
자음 찾기	수행기능	19

3일
바지락 칼국수	기억력	21
그림 퍼즐	시공간능력	22
채소 구매	계산능력	23
단어 퍼즐	언어능력	24
틀린 그림 찾기	주의력	25
사회적 거리두기	수행기능	26

4일
꽃 종류	기억력	28
막대 회전하기	시공간능력	29
경주문화관광	계산능력	30
신체 부위 이름	언어능력	31
길 만들기	주의력	32
단어 찾기	수행기능	33

5일
복약 지도	기억력	35
박스 갯수 맞추기	시공간능력	36
분식집에서 주문	계산능력	37
기념일	언어능력	38
숫자 규칙 칠하기	주의력	39
십자 암호풀이	수행기능	40

주간 활동 점검   41

6일
비상전화번호	기억력	43
같은 넓이 찾기	시공간능력	44
디지털 숫자 만들기	계산능력	45
다양한 직업	언어능력	46
다른 조합 찾기	주의력	47
속담 찾기	수행기능	48

7일
해로운 식품첨가물	기억력	50
키보드 연습	시공간능력	51
버스 정류소	계산능력	52
짝단어	언어능력	53
숨은 그림 찾기	주의력	54
여행 일정	수행기능	55

8일
우울증 예방습관	기억력	57
막대 분리	시공간능력	58
열량 소모량	계산능력	59
상황 대처	언어능력	60
갯수가 다른 것 찾기	주의력	61
도형 채우기	수행기능	62

9일
낙상 예방	기억력	64
거울에 반사하기	시공간능력	65
열차운행시간표	계산능력	66
암호 만들기	언어능력	67
같은 방향 표시 찾기	주의력	68
톱니 바퀴	수행기능	69

10일
치매 예방	기억력	71
막대 숫자 암호	시공간능력	72
가장 큰수와 작은수	계산능력	73
끝말 잇기	언어능력	74
같은 모양 벌집 찾기	주의력	75
규칙 발견하기	수행기능	76

주간 활동 점검   77

11일
노인 임플란트 지원	기억력	79
막대 글자 암호	시공간능력	80
반찬 가게	계산능력	81
생활 용품	언어능력	82
같은 색 글자 찾기	주의력	83
도형 숫자	수행기능	84

12일
노인 틀니 지원	기억력	86
글자 반사하기	시공간능력	87
구슬 숫자 파악하기	계산능력	88
감각 표현	언어능력	89
숫자 연결하기	주의력	90
약속 시간 지키기	수행기능	91

13일	식품별 유통기한	기억력	93
	버스 노선도	시공간능력	94
	육류 구매	계산능력	95
	의미의 다양성	언어능력	96
	다른 색 찾기	주의력	97
	물통 채우기	수행기능	98

14일	식품별 소비기한	기억력	100
	물에 비친 막대	시공간능력	101
	영화관 관람	계산능력	102
	가스 안전 점검	언어능력	103
	분리 배출	주의력	104
	시계 바늘	수행기능	105

15일	디지털 도어락 열기	기억력	107
	옆면 모양 맞추기	시공간능력	108
	관리비 납입영수증	계산능력	109
	연관 단어	언어능력	110
	같은 모양 박스 찾기	주의력	111
	숫자 규칙 찾기	수행기능	112

주간 활동 점검 　　　　　　　　　113

16일	암환자 의료비 지원	기억력	115
	같은 모양 찾기	시공간능력	116
	간장 가격 비교	계산능력	117
	심뇌혈관질환 예방	언어능력	118
	같은 곡식 찾기	주의력	119
	단어 규칙 찾기	수행기능	120

17일	심폐소생술	기억력	122
	거울에 비친 숫자	시공간능력	123
	병원 진단서	계산능력	124
	지역공동체 일자리	언어능력	125
	같은 계산기 찾기	주의력	126
	성냥 개비 계산	수행기능	127

18일	심근경색	기억력	129
	동그라미 그리기	시공간능력	130
	증명서 수수료	계산능력	131
	겨울철 독감예방	언어능력	132
	병원 개업 전단지	주의력	133
	숫자 채우기	수행기능	134

19일	소화기 사용법	기억력	136
	화살표 그리기	시공간능력	137
	고속버스운행시간표	계산능력	138
	가정 내 화재안전	언어능력	139
	틀린 눈금 찾기	주의력	140
	유통기한 확인	수행기능	141

20일	지역사회 서비스	기억력	143
	약도 그리기	시공간능력	144
	제주도 여행 경비	계산능력	145
	심폐소생술	언어능력	146
	영양 정보 표시	주의력	147
	열량 소모량	수행기능	148

주간 활동 점검 　　　　　　　　　149

정답 및 평가기준 　　　　　　　　150

평가표 　　　　　　　　　　　　　208

☐☐☐☐년 ☐☐월 ☐☐일 ☐요일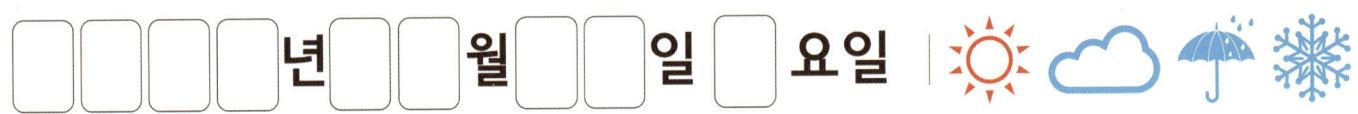

1일차

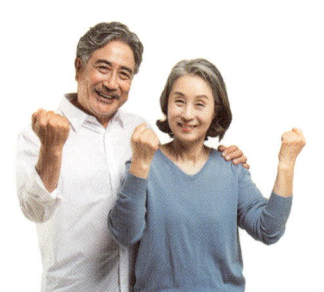

나의 다짐	오늘의 목표, 하고 싶은 일, 계획 등을 적어 주세요.

선생님께 부탁드리는 내용(보호자 작성)

노후긴급자금 대부사업

기억력 Lv 6

아래는 노후긴급자금 대부사업 내용입니다. 아래 빈 칸에 알맞은 내용을 적어 주세요.

1. 대상 만 60세 이상의 국민연금 수급자

2. 내용 전·월세자금, 의료비, 배우자 장제비, 재해복구비의 긴급 생활안정자금을 저금리로 대출

3. 방법 수급자 본인이 국민연금공단 방문 신청

4. 문의 국민연금공단 콜센터(☎ 1355)

*20초간 내용을 본 후 위의 내용을 가리고 5초 후 진행해 주세요.

---

1. 대상 만 60세 이상의 국민연금 수급자

2. 내용 전·월세자금, _____, 배우자 장제비, 재해복구비의 긴급 생활안정자금을 저금리로 대출

3. 방법 수급자 본인이 국민연금공단 방문 신청

4. 문의 국민연금공단 콜센터(☎ 1355)

선 그림 만들기

시공간능력 Lv 6

왼쪽 선 그림과 동일하게 선을 연결해 완성해 주세요.

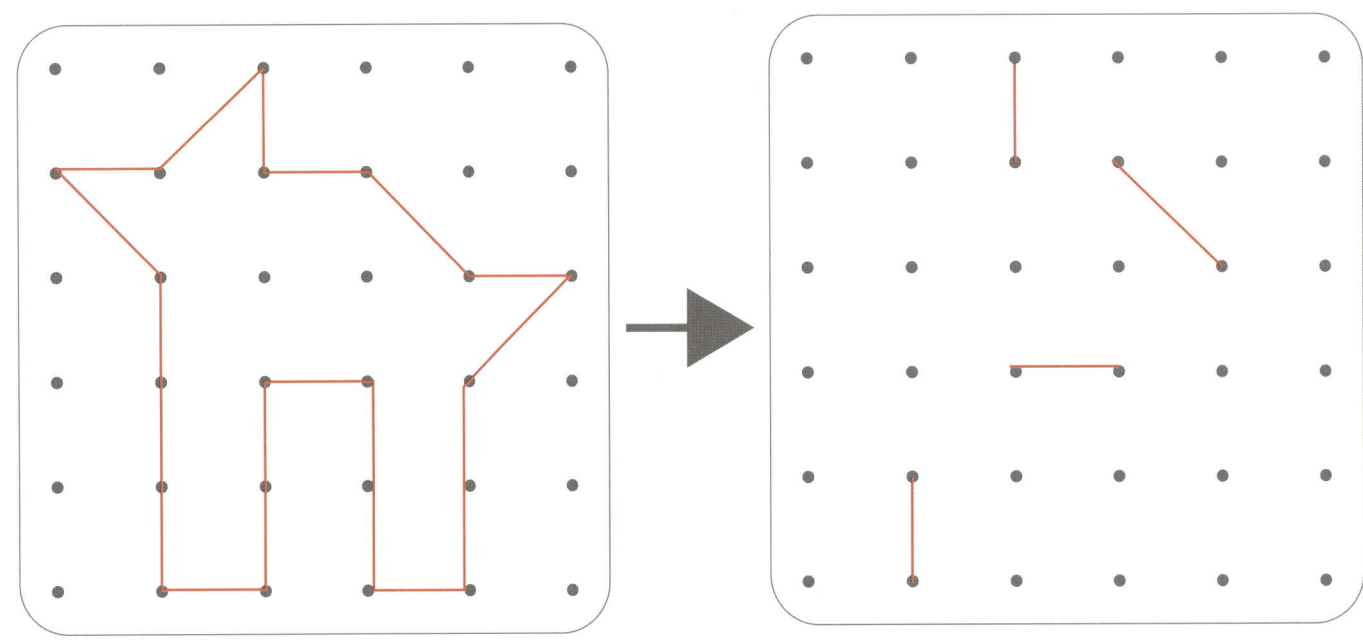

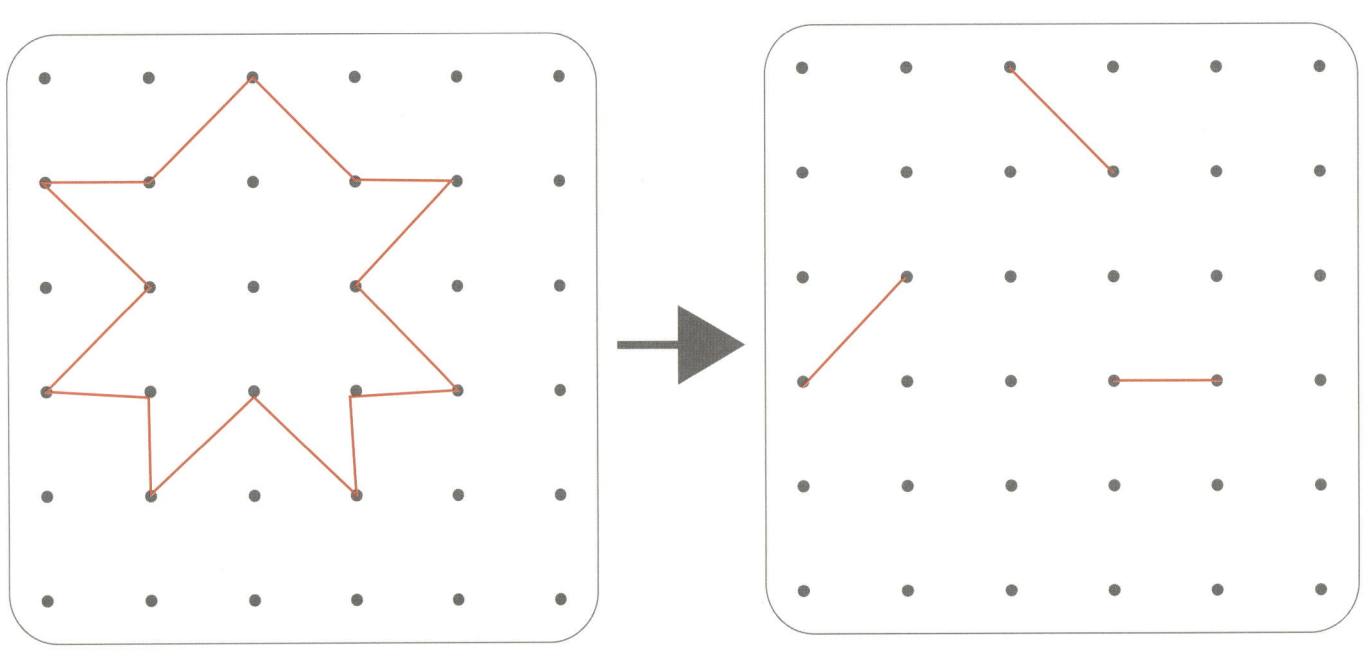

입출금 하기

계산능력
Lv 6

은행에서 출금을 하려고 합니다. 아래 필요 자금을 계산하고 출금 전표에 작성해 주세요.

필요자금	1. 생활비 : 700,000원 2. 손주 용돈 : 50,000원 3. 전기 이용료 : 30,000원 4. 수도세 : 25,000원 5. 가스 이용료 : 33,000원

찾으실 때

계좌번호	☐ - ☐ - ☐
금	원

위 계좌의 금액을 지급하여 주십시오.

예금주 (수익자) _____ 인(서명)

수표 발행을 원하시는 경우	10만원권	매 ₩
	100만원권	매 ₩
현금	5만원권	매 ₩

입금하실 때

계좌번호	☐ - ☐ - ☐
금 액	₩
예금주 (받으실분)	
타행 입금시	은행 지점
보내시는 분	성명	
	전화번호	

주거래 은행 : 인지은행
나의 계좌번호 : 123-45-78911

생활 안전

언어능력 Lv 6

아래 그림을 보고 상황에 맞는 안전표지판을 선택하고 표지판 이름을 적어 주세요.

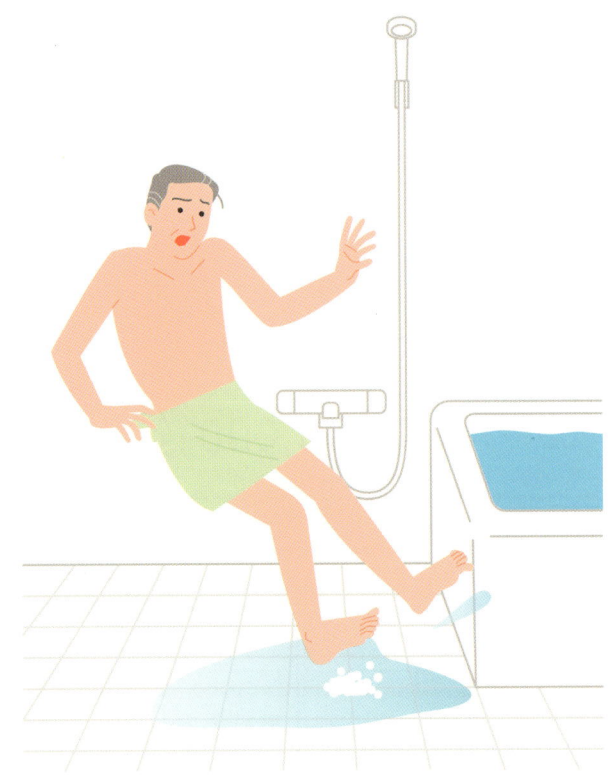

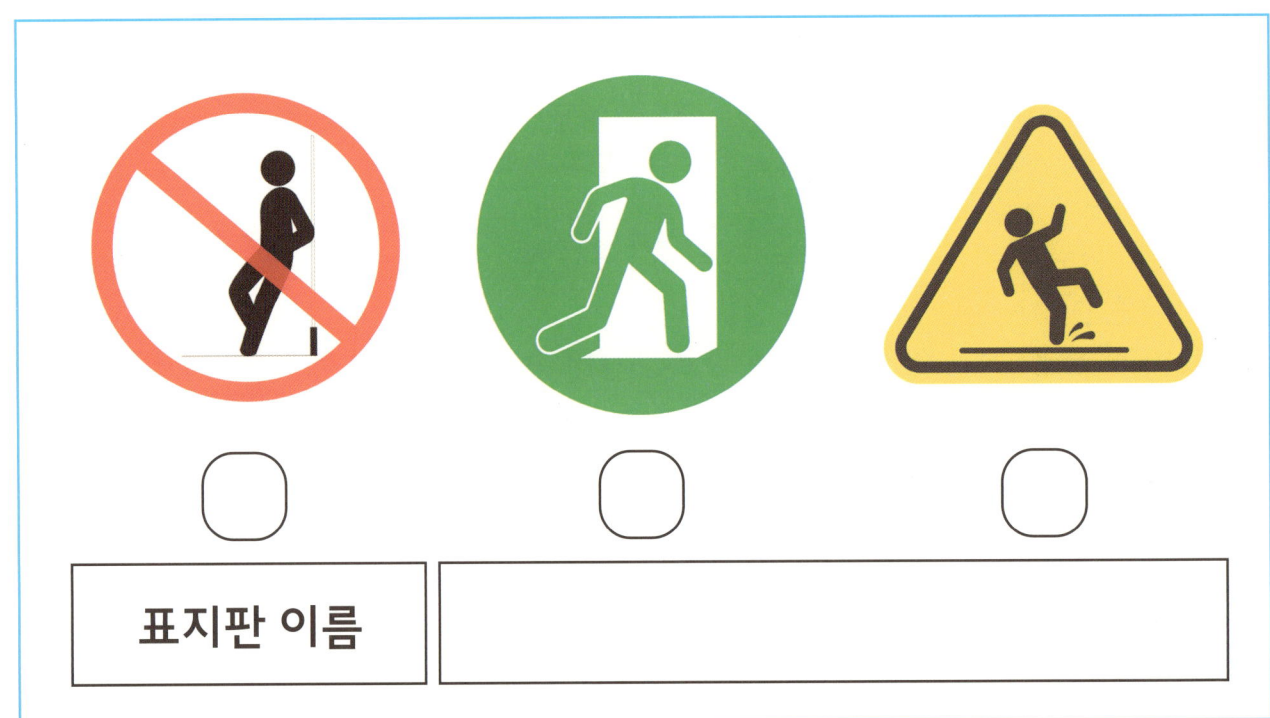

| 표지판 이름 | |

마트 광고 전단지

주의력 Lv 6

위, 아래 전단내용 중 다른 것을 찾아 ○ 표시해 주세요.

13,900원 제주 감귤 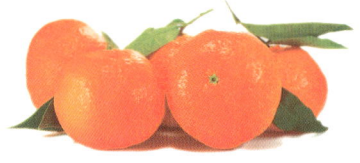	13,800원 볶음용 멸치 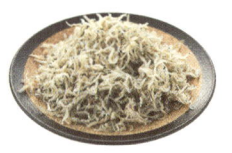	~~30,000원~~ 25,900원 한우 1등급 등심 구이용 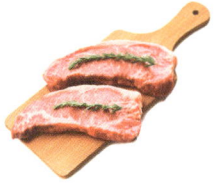
6,350원 초코칩 특별혜택 1+1 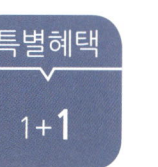 	9,900원 치석케어치약 특별혜택 1+1 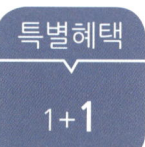 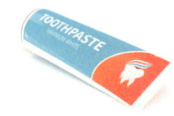	13,500원 좋은 샴푸 특별혜택 1+1 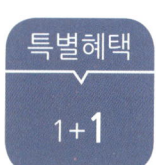 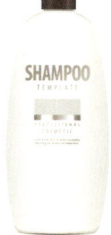

13,900원 제주 감귤 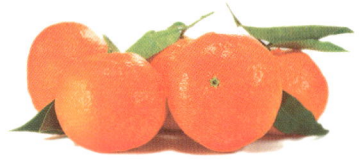	13,800원 볶음용 멸치 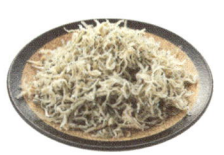	~~30,000원~~ 25,880원 한우 1등급 등심 구이용 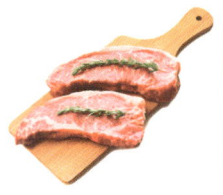
6,350원 초코칩 특별혜택 1+1 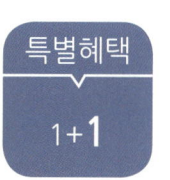 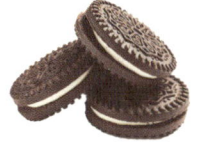	9,900원 치석케어치약 특별혜택 1+1 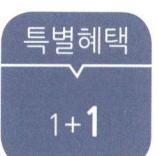 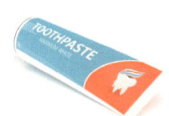	13,500원 좋은 샴푸 특별혜택 1+1 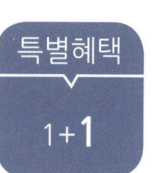 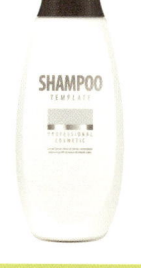

지하철 이용 수행기능 Lv 6

교대에서 대공원에 가려고 합니다.
아래 빈 칸을 채워 주세요.

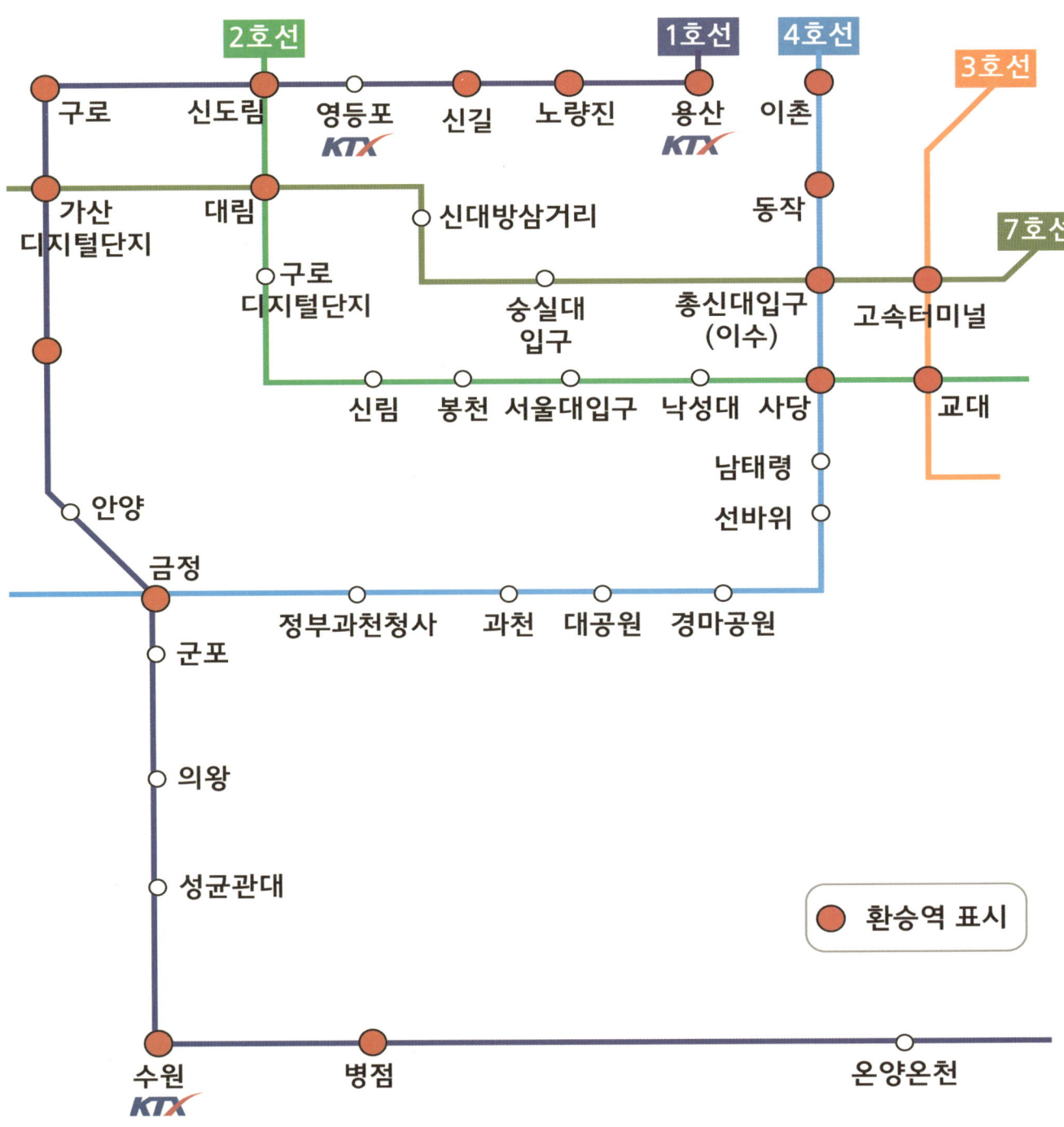

출발역	환승역	도착역

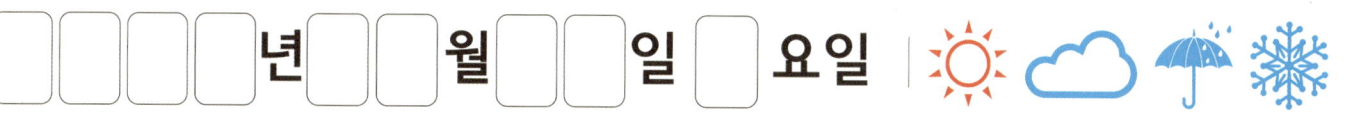

2일차

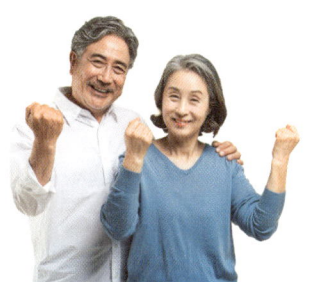

| 나의 다짐 | 오늘의 목표, 하고 싶은 일, 계획 등을 적어 주세요. |

선생님께 부탁드리는 내용(보호자 작성)

긴급복지지원제도

기억력 Lv 6

다음은 긴급복지지원제도 개요입니다. 내용을 확인 후 아래 빈 칸을 채워 주세요.

위기 사유

1. 주 소득자의 소득상실
2. 중한 질병 또는 부상을 당한 경우
3. 가구 구성원의 방임, 유기, 학대
4. 가정폭력, 성폭력
5. 화재 등으로 인해 거주 불가
6. 소득활동 미미, 기초수급 중지, 수도·가스 중단, 사회보험료·주택임차료 체납 등
7. 이혼, 단전, 휴·폐업, 사업장의 화재, 실직, 노숙 등

*20초간 내용을 본 후 위의 내용을 가리고 5초 후 진행해 주세요.

구 분	질문	답변
1	3번째 위기 사유 세가지는 무엇일까요? 가족구성원의 ( ),( ),( )	

길 찾기

시공간능력 Lv 6

출발지에서 도착지까지 길을 찾아 선으로 연결해 주세요.

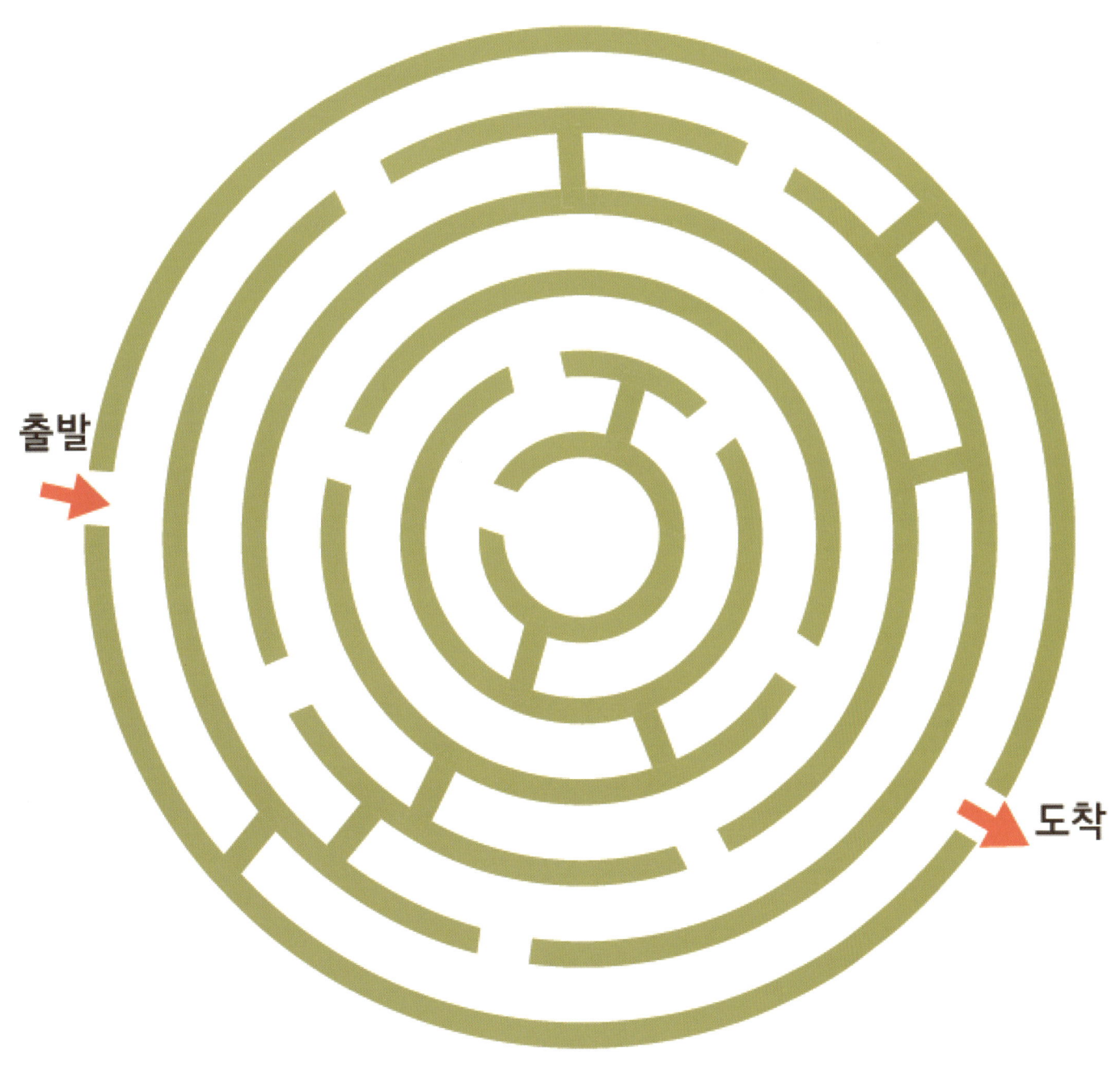

생계급여

계산능력 Lv 6

아래는 기초생활수급자의 생계급여액을 구하는 방법입니다. 아래 질문에 답해 주세요.

생계급여액

생계급여액

= 급여기준-소득인정액

급여기준

1인 가구 : 527,158원

2인 가구 : 897,594원

3인 가구 : 1,161,173원

4인 가구 : 1,424,752원

5인 가구 : 1,688,331원

1. 2인 가구이며 남편이 주 10시간(최저임금) 일을 하고 있습니다. 한달에 수령하는 **생계급여액**은 얼마일까요?　　　　　원
(2020년 기준 최저임금 시간급 8,590원)

참고
· 생계급여 신청은 관할 읍면동 주민센터에 방문신청하여야 합니다.
· 필요서류 : 사회복지서비스 및 급여제공 신청서, 금융 정보 제공동의서, 통장 사본, 신분증명 서류

다른 종류 찾기

언어능력 Lv 6

아래 그림 중 종류가 다른 것을 찾아 ○ 표시하고 아래 빈 칸을 채워 주세요.

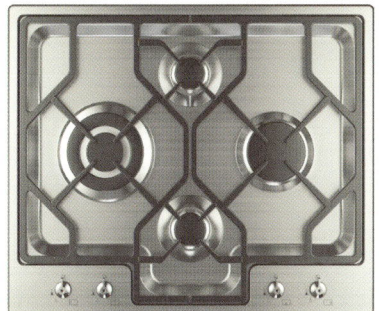 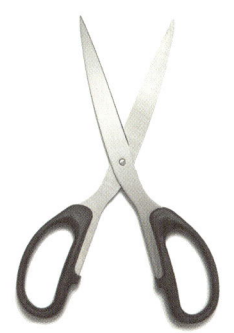 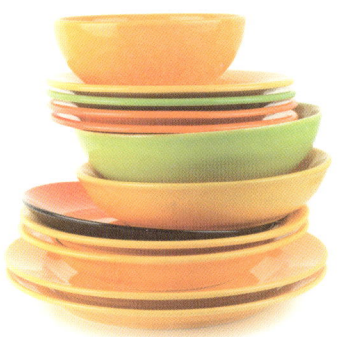

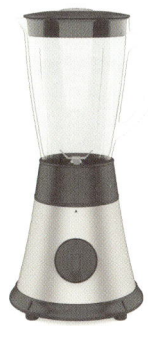 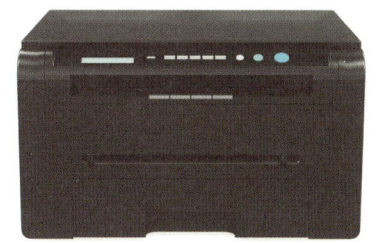 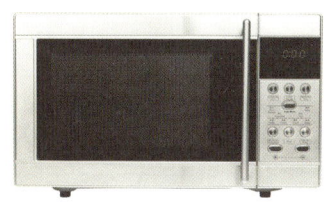

구분	종류
많은 종류의 이름은 인가요?	
종류가 다른 것의 이름은 무엇인가요?	

같은 음식 찾기

주의력 Lv 6

아래 그림과 같은 그림을 찾아 ○표시해 주세요.

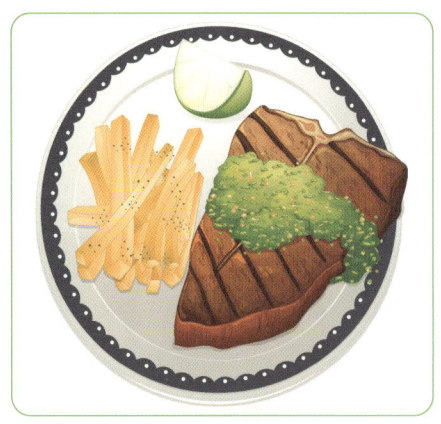

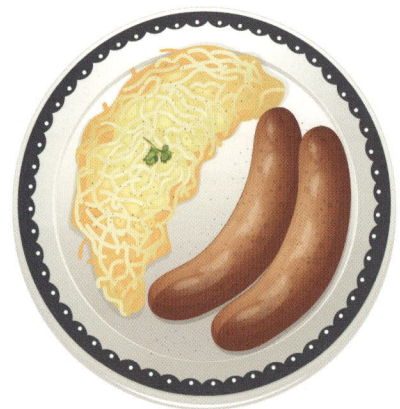   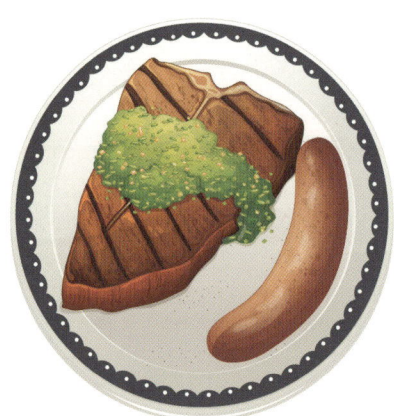   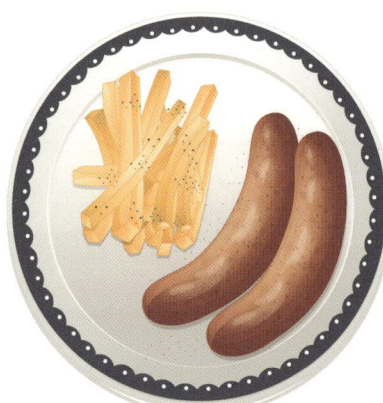

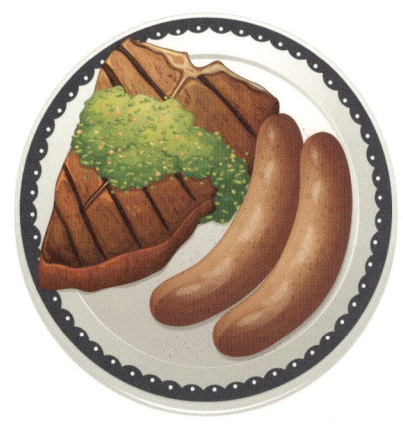   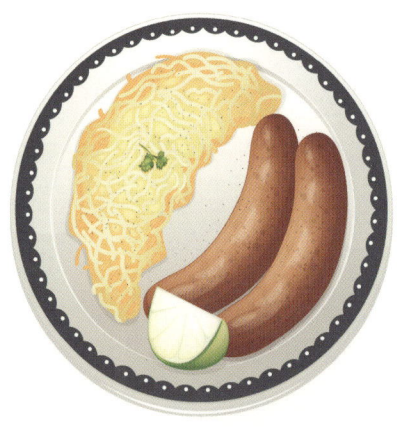   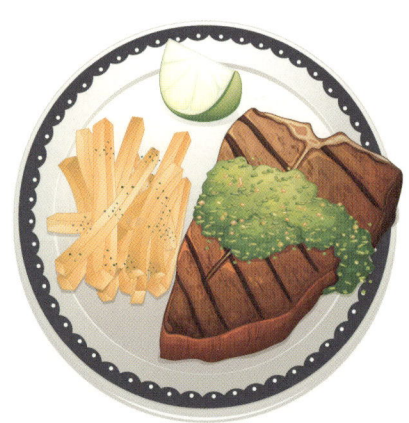

자음 찾기

수행기능 Lv 6

'ㄷ'에는 '○', 'ㄹ'에는 '△'로 표시하고,
'ㄷ'과 'ㄹ'의 갯수의 합을 써 주세요.

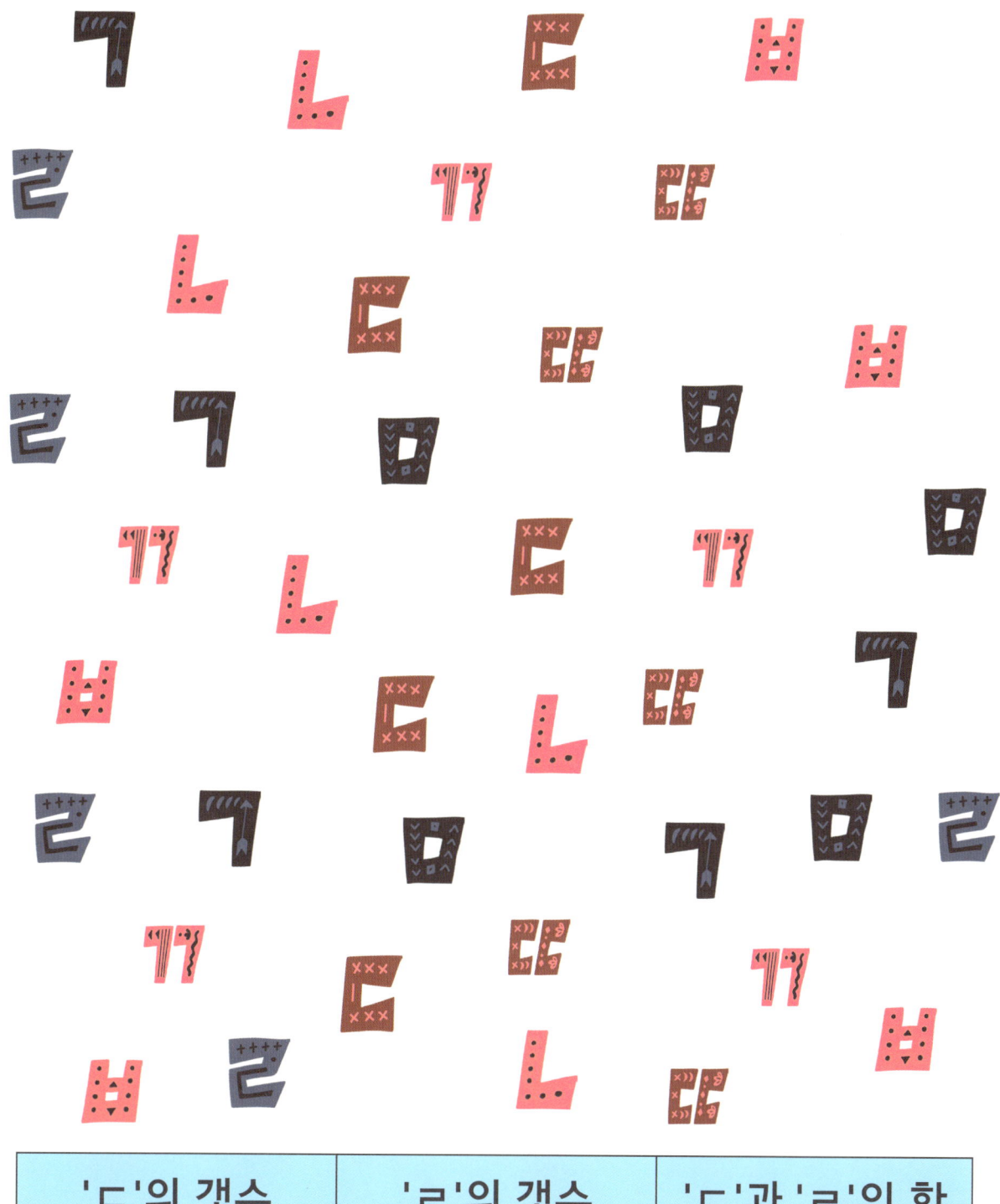

'ㄷ'의 갯수	'ㄹ'의 갯수	'ㄷ'과 'ㄹ'의 합

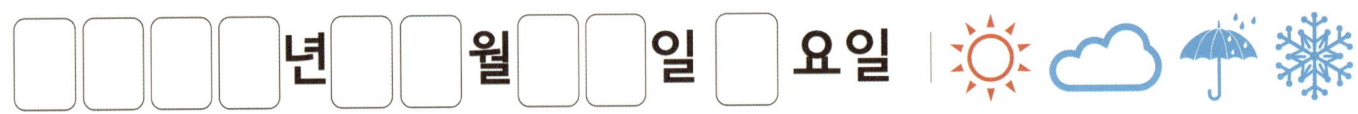

☐☐☐☐년 ☐☐월 ☐☐일 ☐요일

3일차

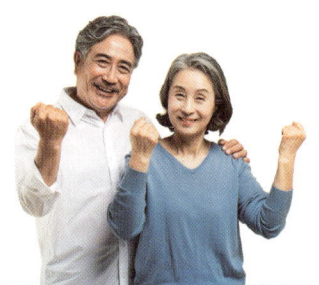

나의 다짐	오늘의 목표, 하고 싶은 일, 계획 등을 적어 주세요.

선생님께 부탁드리는 내용(보호자 작성)

바지락 칼국수

기억력 Lv 6

아래는 바지락 칼국수 만드는 방법입니다.
아래 질문에 답해 주세요.

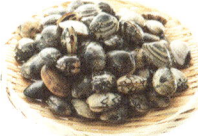 바지락에는 단백질, 칼슘, 아연, 철분, 마그네슘이 풍부하며 뇌를 활동성 있게 해주는 도파민을 생성합니다.

구분	조리 방법
1	**찬물**에 해감된 바지락을 넣고 끓여 주세요.
2	끓는 물에 **멸치 액젓 2스푼**을 넣어 주세요.
3	**찬물에 행군 칼국수를** 넣어 주세요.
4	**감자**를 넣어 주세요.
5	**마늘과 대파**를 넣어 주세요.
6	**액젓**으로 간을 맞춰 주세요.

*20초간 내용을 본 후 위의 내용을 가리고 5초 후 진행해 주세요.

구분	질문	답변
1	조리방법 3번째는 무엇일까요?	

그림 퍼즐

아래 퍼즐을 보고 빈 칸에 들어갈 번호를 적어 주세요.

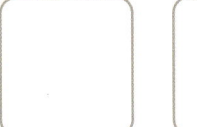  

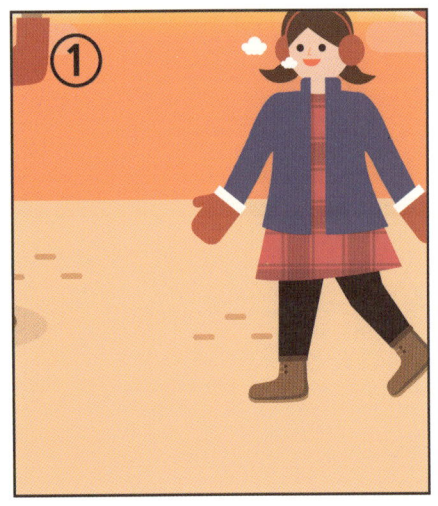 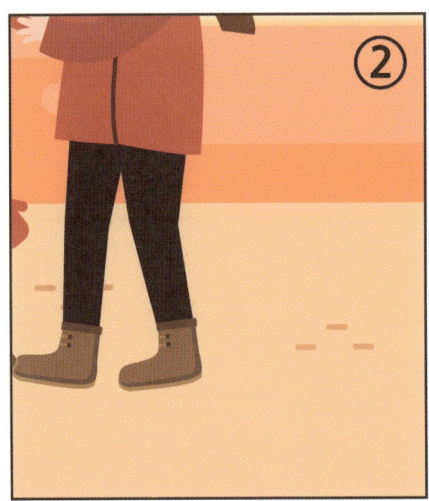 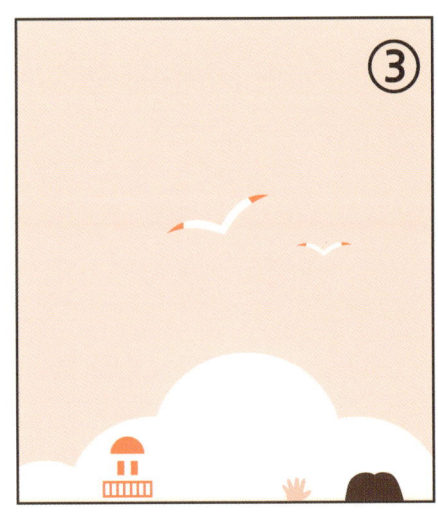
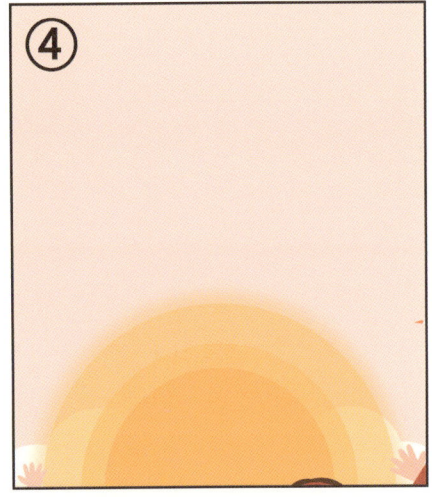 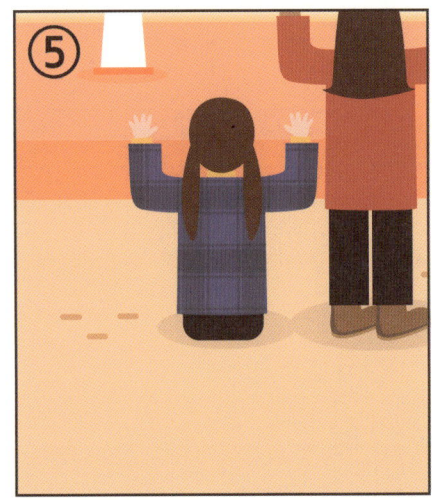 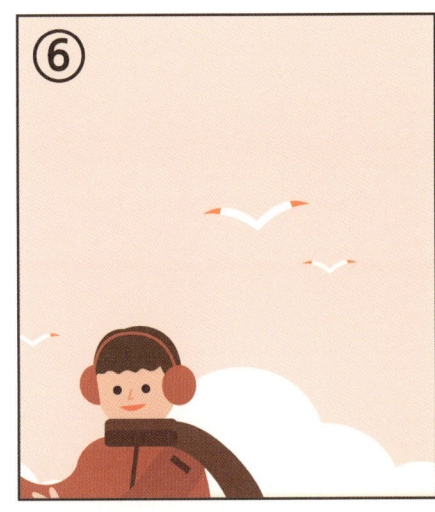

채소 구매

계산능력 Lv 6

채소를 구매하려고 합니다. 아래 단가표를 보고 빈 칸을 채워 주세요.

구 분	채소 종류	100g당 가격
1	양배추	900원
2	시금치	1700원
3	얼갈이 배추	400원
4	오이	1300원
5	열무	430원
6	풋고추	1300원

구 분	구매내역	결제가격
1	양배추 500g 오이 200g 풋고추 100g	

단어 퍼즐

언어능력 Lv 6

채소 이름을 찾아 묶어 주세요. (4개)

오	외	강	이
미	열	고	생
참	나	무	추
카	프	리	깻

틀린 그림 찾기

주의력 Lv 6

위 그림과 다른 곳을 찾아 ○표시해 주세요. (7개)

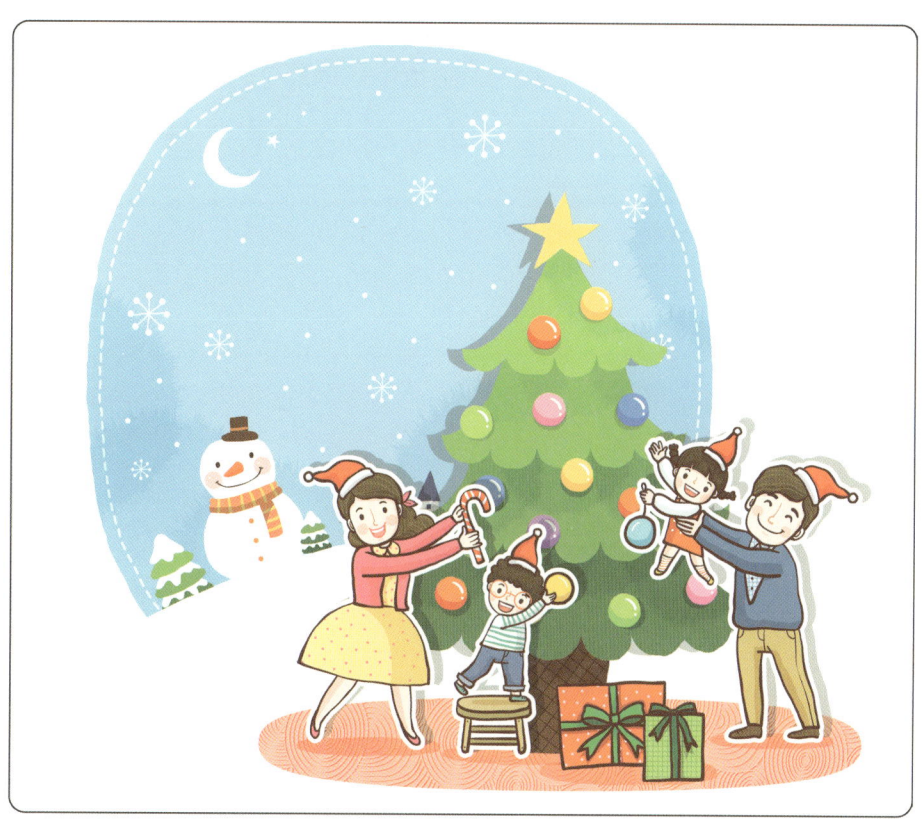

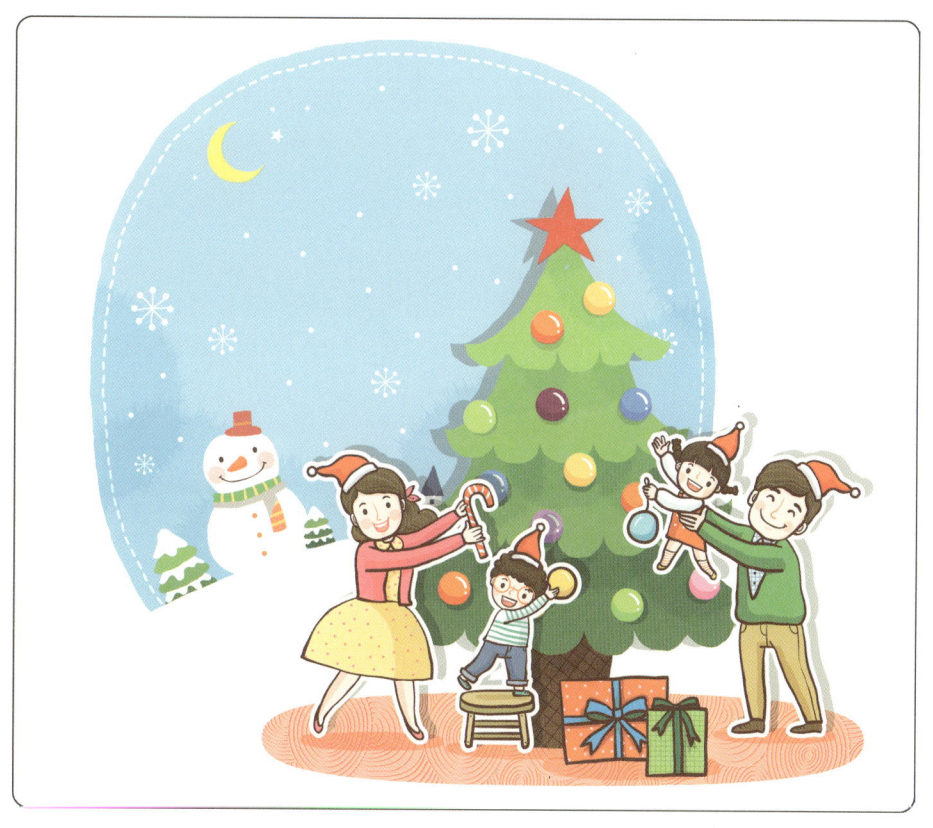

사회적 거리두기

수행기능 Lv 6

아래는 사회적 거리두기 국민 행동 지침입니다.
질문에 답해 주세요.

'발열, 호흡기 증상 시 집에서 휴식하라'는 내용을 찾아 ○ 표시해 주세요.

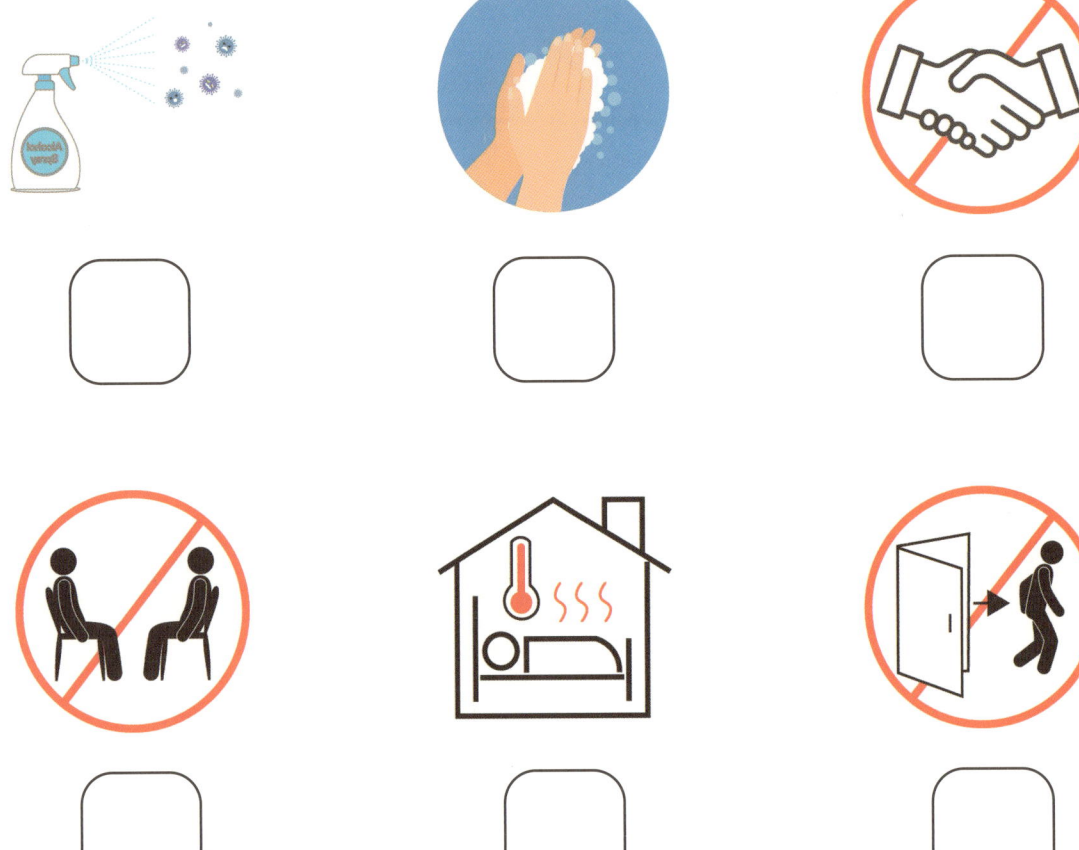

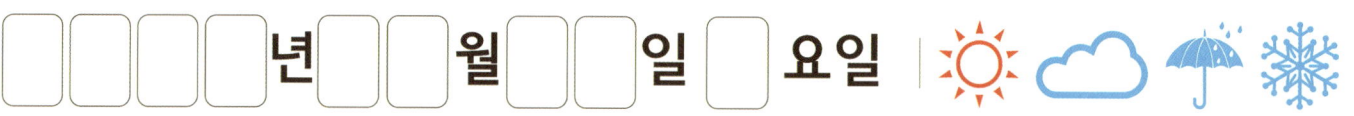 년 월 일 요일

4일차

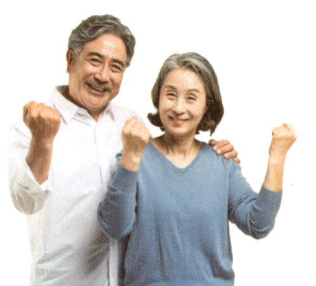

나의 다짐	오늘의 목표, 하고 싶은 일, 계획 등을 적어 주세요.

선생님께 부탁드리는 내용(보호자 작성)

꽃 종류

기억력 Lv 6

아래 보기 중에서 **여름꽃 1개, 가을꽃 1개**를 찾아 ○표시해 주세요.

계절	꽃 종류
봄	벚꽃, 개나리, 민들레, 목련, 튤립, 진달래
여름	수국, 해바라기, 카네이션, 무궁화, 장미, 나팔꽃, 도라지꽃
가을	코스모스, 국화, 구절초, 접시꽃
겨울	동백꽃, 수선화, 시클라멘, 포인세티아

＊20초간 내용을 본 후 위의 내용을 가리고 5초 후 진행해 주세요.

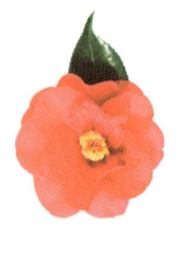 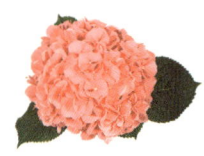 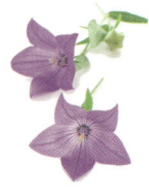

동백꽃   수국   도라지꽃

 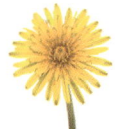 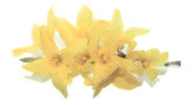

국화   민들레   개나리

막대 회전하기

시공간능력
Lv 6

막대를 오른쪽으로 한 번 돌렸을 때 변하는 모양을 색칠해 주세요.

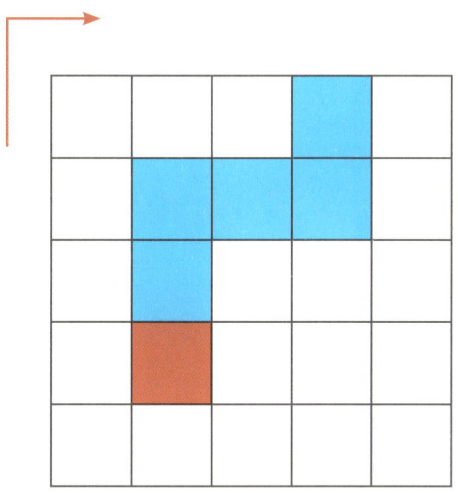

경주문화관광

계산능력 Lv 6

경주 유적지에 관람을 하려고 합니다. 아래 입장인원의 입장료를 적어 주세요.

구분	어른 (만19~만64세)	청소년·군인 (만13~만18세)	어린이 (만7~만12세)
대릉원	3,000	2,000	1,000
경주 동궁과 월지	3,000	2,000	1,000
오릉 (박혁거세)	2,000	1,000	500
포석정	2,000	1,000	500
불국사	6,000	4,000	3,000
석굴암	6,000	4,000	3,000

구 분	구매내역	결제가격
1	만63세 2명 40대 타지역 5명 어린이 타지역 5명 대릉원, 불국사, 오릉 방문	

신체 부위 이름

언어능력 Lv 6

아래 빈 칸에 신체 부위 이름을 적어 주세요.

①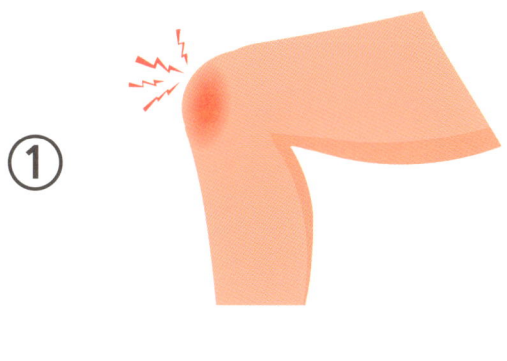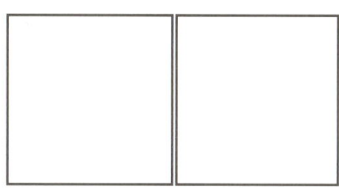

②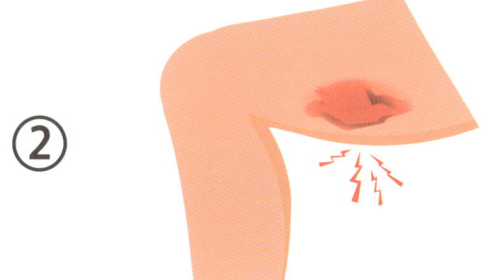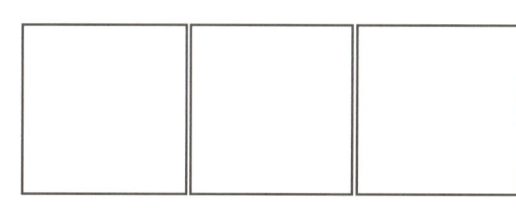

③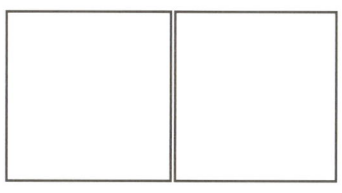

④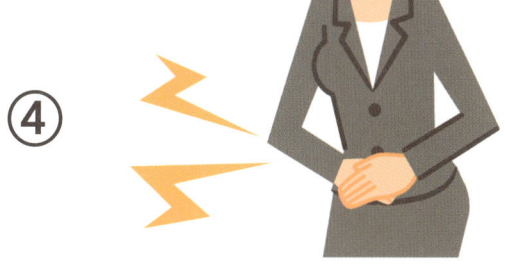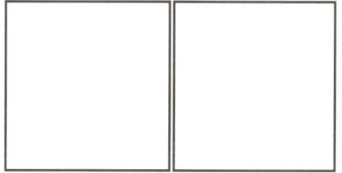

길 만들기

초록 - 빨강 - 파랑 순서로 1부터 8까지 길을 만들어 주세요.

주의력 Lv 6

초록	파랑	빨강
1 (초록)	1 (파랑)	1 (빨강)
2 (빨강)	2 (초록)	2 (파랑)
3 (초록)	3 (파랑)	3 (빨강)
5 (파랑)	4 (파랑)	4 (빨강)
5 (초록)	6 (빨강)	5 (빨강)
6 (초록)	6 (파랑)	4 (초록)
7 (초록)	7 (파랑)	7 (빨강)
8 (초록)	8 (파랑)	8 (빨강)

단어 찾기

수행기능 Lv 6

'오이'에는 '○', '고추'에는 '△'로 표시하고,
'오이'와 '고추'의 갯수의 합을 써 주세요.

오이   열무   오이   열무
                    고추
고추   배추
                    오이   배추
         열무
배추
                       고추   오이
고추   열무
                    배추   열무
         오이
열무
                             고추
         고추   오이
                                오이
배추
         배추   고추   배추

'오이'의 갯수	'고추'의 갯수	'오이'와 '고추'의 합

33

□□□□년 □□월 □□일 □요일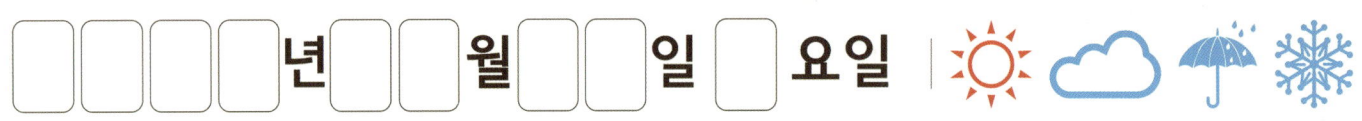

5일차

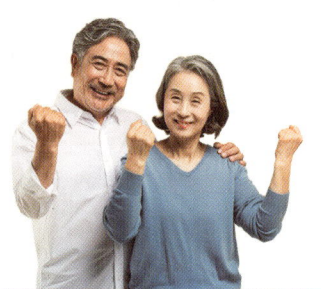

나의 다짐	오늘의 목표, 하고 싶은 일, 계획 등을 적어 주세요.

선생님께 부탁드리는 내용(보호자 작성)

복약 지도

기억력 Lv 6

아래는 복약지도 방법입니다. 복약지도 픽토그램이 어떤 내용인지 작성해 주세요.

1일 2회 투여
(아침 · 저녁)

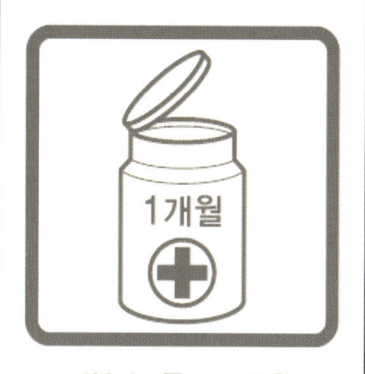

개봉 후 1개월

금연하세요

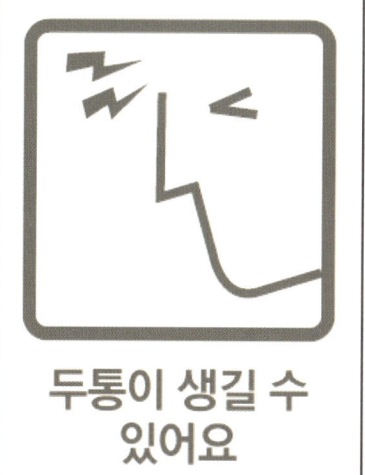

두통이 생길 수
있어요

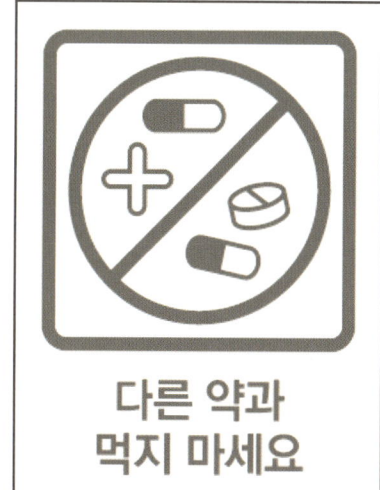

다른 약과
먹지 마세요

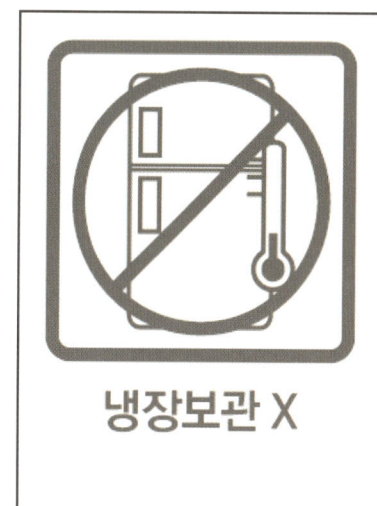

냉장보관 X

*20초간 내용을 본 후 위의 내용을 가리고 5초 후 진행해 주세요.

구 분	픽토그램	내용
1		

박스 갯수 맞추기

시공간능력 Lv 6

아래 그림 중 박스 갯수가 다른 것을 찾아 ○표시해 주세요.

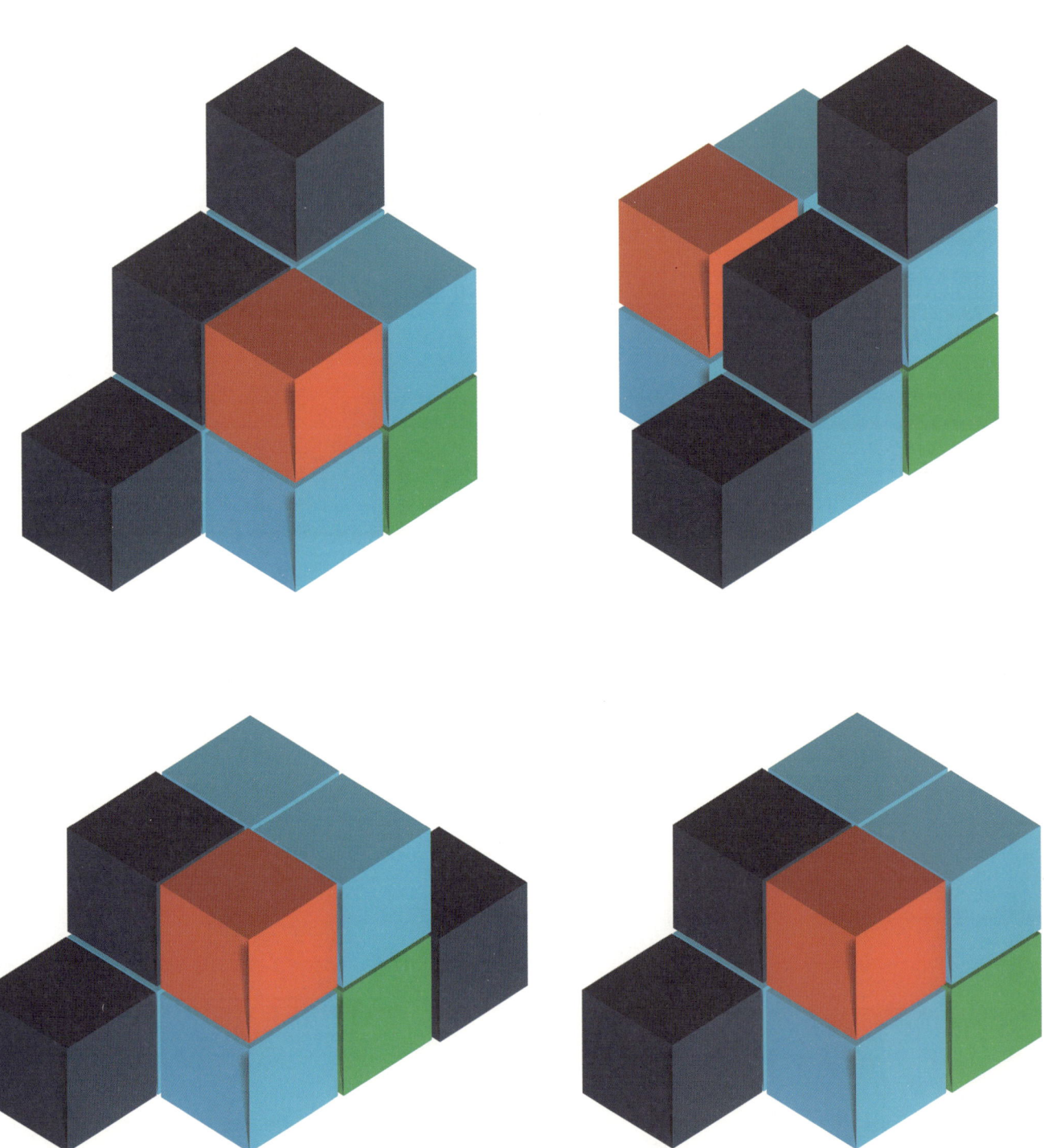

분식집에서 주문하기 계산능력 Lv 6

아래 주문내역서를 보고 계산을 위해 1,000원 지폐, 100원 동전, 10원 동전이 몇 개씩 필요한지 적어 주세요.

메뉴

김밥	3,500원
어묵	1,650원
우동	5,200원
만두	2,450원

주문 내역서

구분	수량	소계
김밥		
어묵	1	
우동	2	
만두	2	
총액		

1,000원 지폐		장
100원 동전		개
10원 동전		개

기념일

아래 빈 칸에 기념일의 이름을 적어 주세요.

①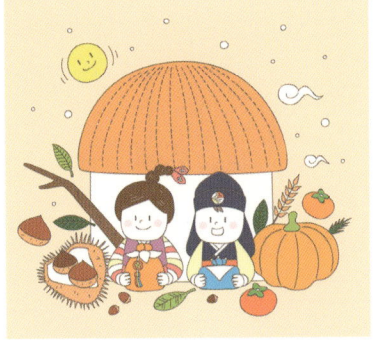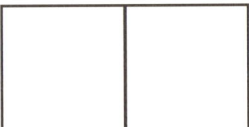

②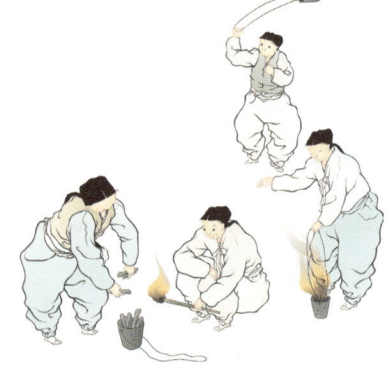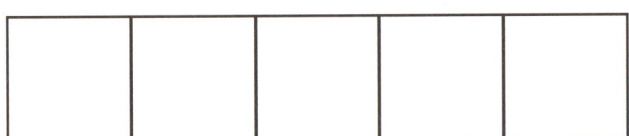

③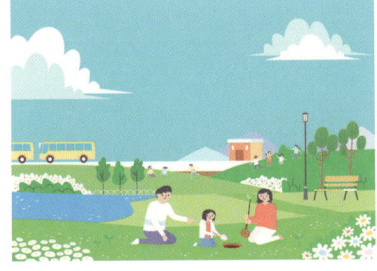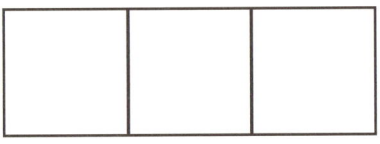

④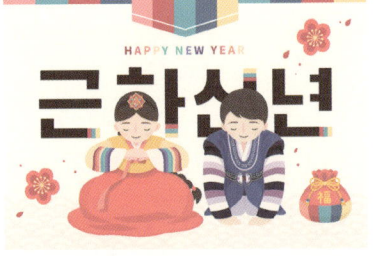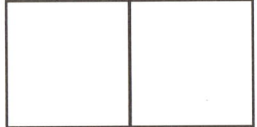

설날, 추석, 정월대보름, 식목일

숫자 규칙 칠하기

주의력 Lv 6

규칙에 맞게 색칠해 주세요.

| 1 | 2 | 3 | 4 | 5 | 6 | 7 |

	2	3			6	7
	1	1			1	1
	1	1	1	1	1	1
	2	1	4	5	1	6
	1	5	2	3	6	1
	1	1	6	7	1	1

39

십자 암호풀이

수행기능 Lv 6

아래 빈 칸에 들어갈 말을 암호를 풀어 적어 주세요.

경기 결과에 ☐☐ 하는 것이 진정한 스포츠맨이다.

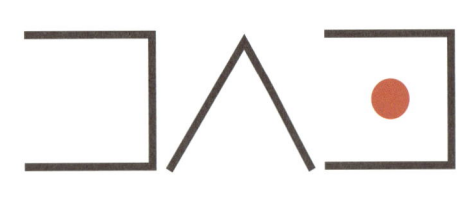 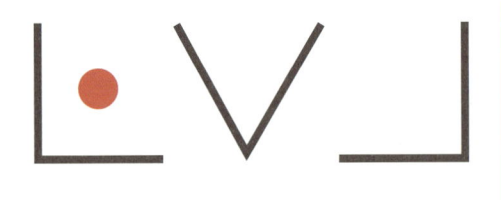

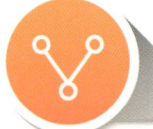 암호표

사랑 =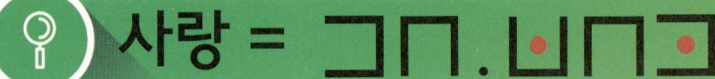

주간활동점검

평가 Lv 6

이번 주 주요활동에 대해 간단히 적어 주세요.

구분		월			화			수			목			금		
공부하기	인지활동 (학습지, 독서, 일기쓰기)															
걷기 움직이기	설거지, 빨래, 청소, 운동															
규칙적인 식사	하루 3번 식사	아침	점심	저녁	아침	점심	저녁	아침	점심	저녁	아침	점심	저녁	아침	점심	저녁
규칙적인 투약	하루 3번 약 복용	아침	점심	저녁	아침	점심	저녁	아침	점심	저녁	아침	점심	저녁	아침	점심	저녁
개인 위생	양치질, 씻기, 옷 갈아입기															
대화	말하기, 듣기, 감사표현															
사회 활동	모임, 병원, 약국, 장보기, 은행 등 사회활동															
기억력	자주 쓰는 물건에 대한 기억															
기분 상태	전반적인 기분 상태															

* 쓰기가 어려울 경우 ○, △, ✖로 표시해 주세요.

☐☐☐☐년 ☐☐월 ☐☐일 ☐요일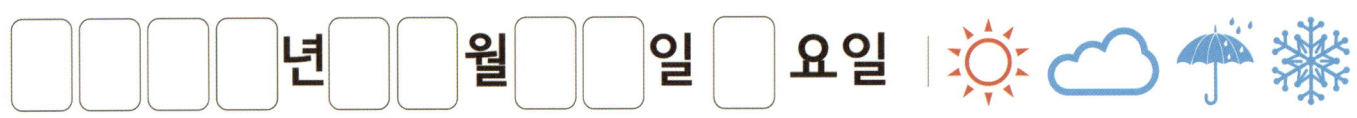

6일차

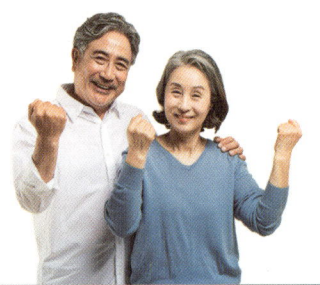

나의 다짐	오늘의 목표, 하고 싶은 일, 계획 등을 적어 주세요.

선생님께 부탁드리는 내용(보호자 작성)

비상 전화번호

기억력 Lv 6

상황별 비상전화 번호를 기억하고, 아래 질문에 답해 주세요.

구분	비상 전화번호
도움 요청 가족(지인)	이름 :　　　　/관계 :　　　　　/전화 :
수도문제	121
전기사고	123
실종	182
노인학대	1577-1389
여성폭력	1366

*20초간 내용을 본 후 위의 내용을 가리고 5초 후 진행해 주세요.

구분	상황질문	비상 전화번호
1	가정 내 전기 안전에 문제가 있다면 어디로 전화해야 할까요?	

같은 넓이 찾기

시공간능력 Lv 6

아래 막대 그림과 같은 넓이를 찾아 ○ 표시해 주세요.

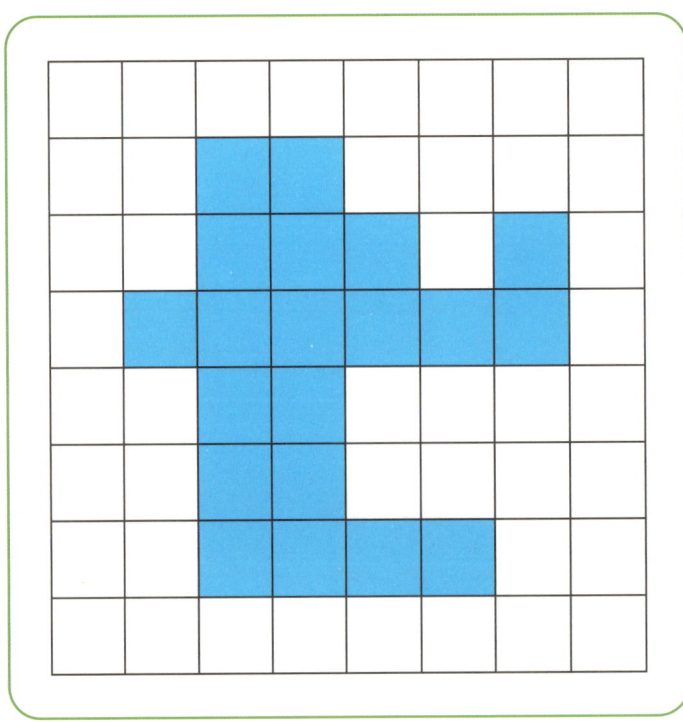

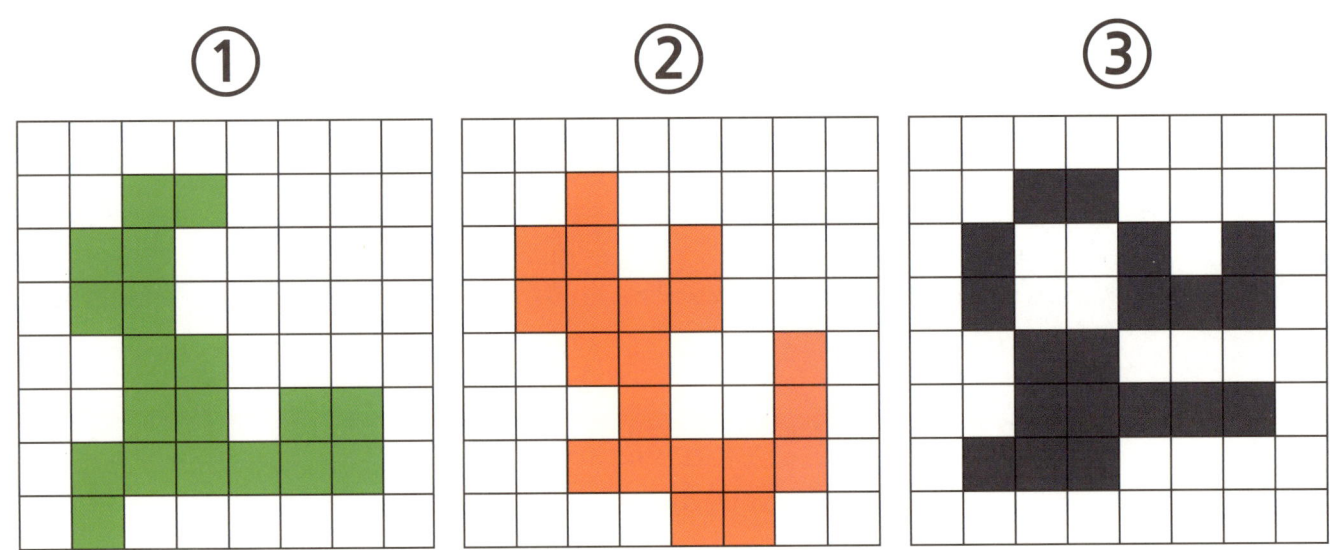

디지털 숫자 만들기

계산능력 Lv 6

아래 빈 칸을 색칠하여 결과값을 만들어 주세요.
17+19=?

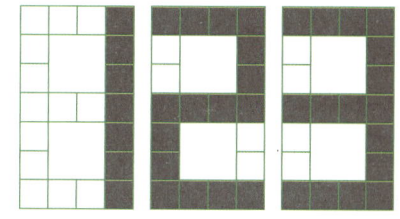

다양한 직업

언어능력 Lv 6

아래 빈 칸에 해당 직업의 이름을 적어 주세요.

①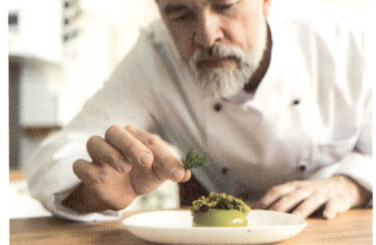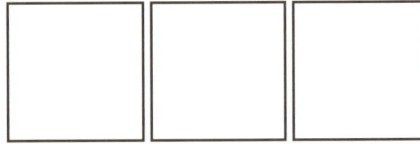

②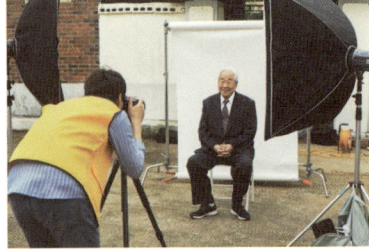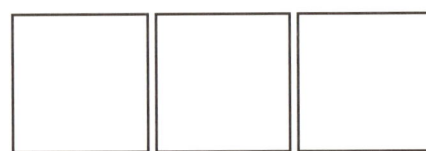

③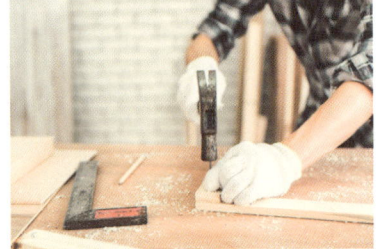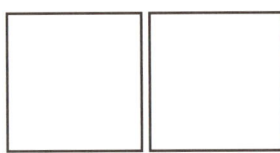

④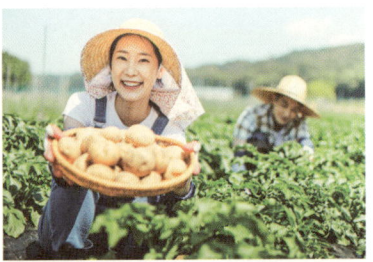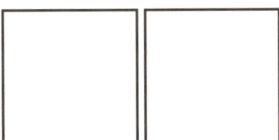

🔍 농부, 목수, 요리사, 사진사

다른 조합 찾기

주의력 Lv 6

4가지 중 다른 조합으로 구성된 그림을 찾아 주세요.

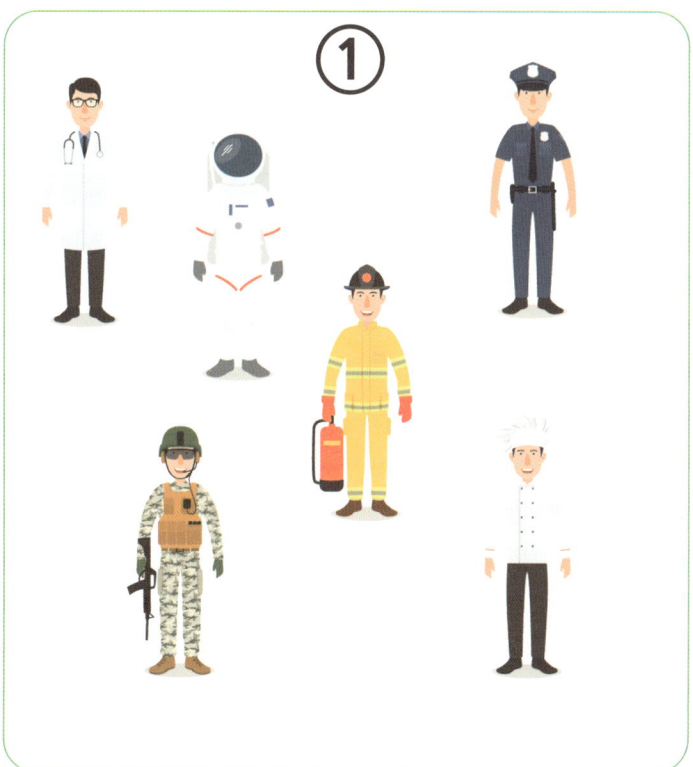
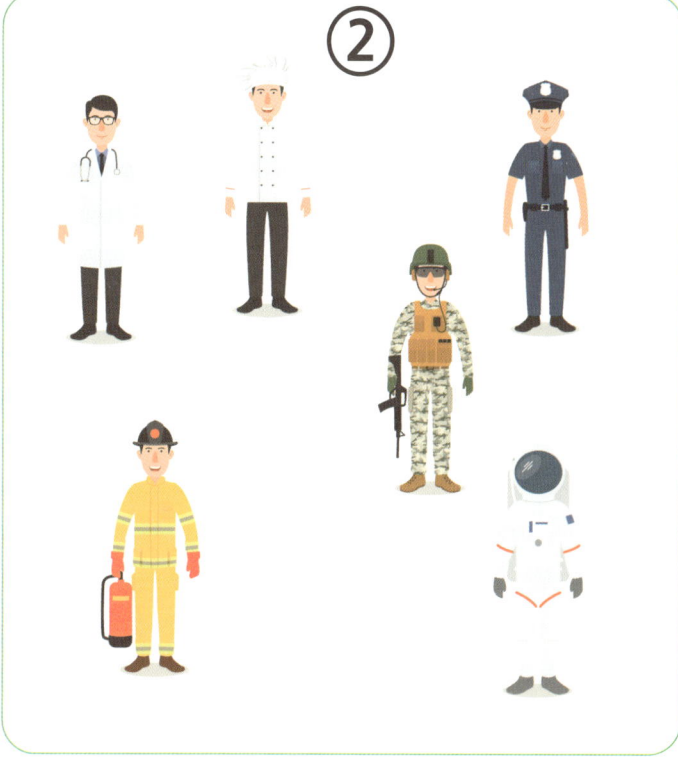
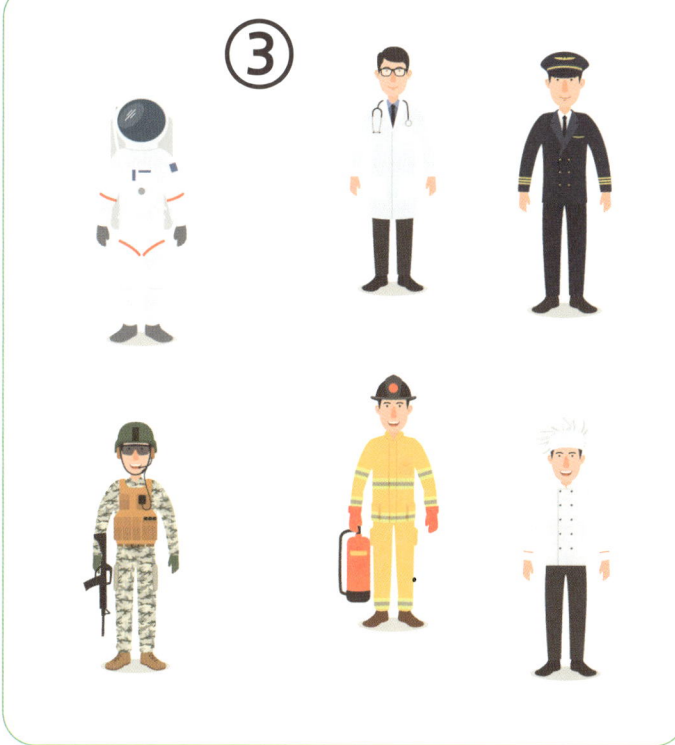
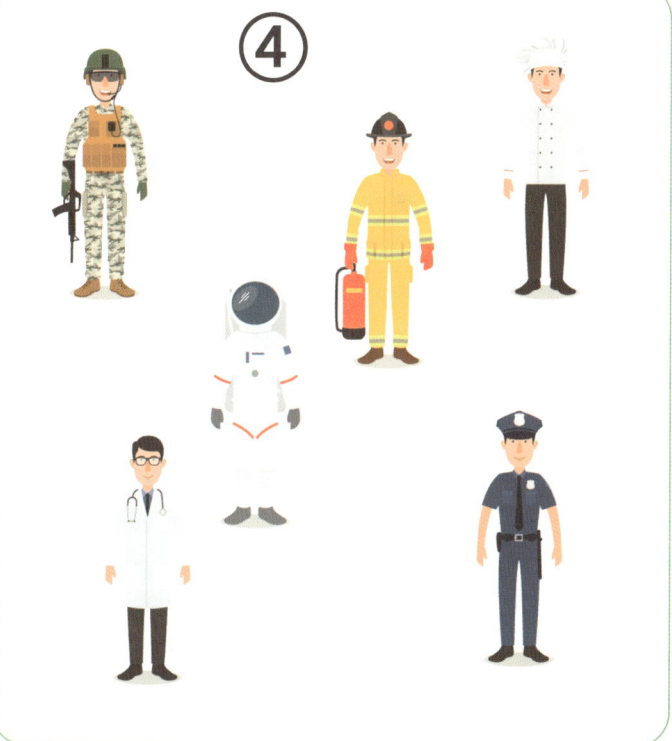

속담 찾기

수행기능
Lv 6

아래 속담 퍼즐을 풀어 빈 칸에 써 주세요.

야	와	고	
오	가	이	
는	는	말	.
말	이	곱	다

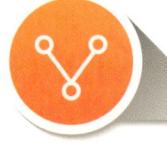 뜻풀이

다른 사람에게 말이나 행동을 좋게 하면 다른 사람도 자신에게 좋게 한다는 말

 정답

☐☐☐☐년 ☐☐월 ☐☐일 ☐요일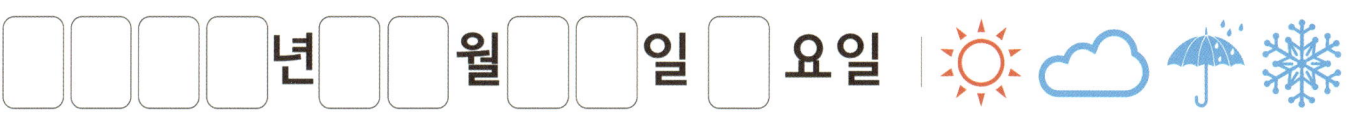

7일차

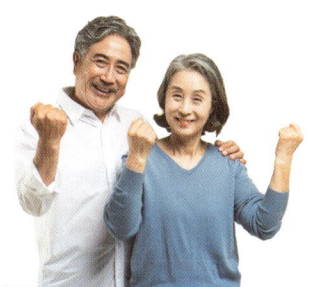

나의 다짐	오늘의 목표, 하고 싶은 일, 계획 등을 적어 주세요.

선생님께 부탁드리는 내용(보호자 작성)

49

해로운 식품첨가물

기억력 Lv 6

아래는 해로운 식품첨가물입니다. 내용을 보고 아래 빈 칸을 채워 주세요.

구분	많이 포함된 음식	인체 영향
아스파탐	주스, 탄산음료, 주류 등	두통, 발작, 치매, 뇌종양
카라기난	아이스크림	염증, 폐암
아질산나트륨	햄, 소시지	발암물질 생성
안식향산나트륨	드링크제	발암물질 생성
인공경화유	초콜릿, 마가린, 아이스크림, 스낵류	동맥경화, 심근경색, 뇌경색
글루타민산 나트륨	라면	발암물질 생성

*20초간 내용을 본 후 위의 내용을 가리고 5초 후 진행해 주세요.

구분	질문	식품첨가물
1	햄, 소시지 등에 함유되어 발암물질을 생성하는 첨가물은 무엇일까요?	

키보드 연습 　시공간능력 Lv 6

아래 글자를 만들기 위해 키보드를 치는 순서대로 선으로 연결해 주세요.

출구

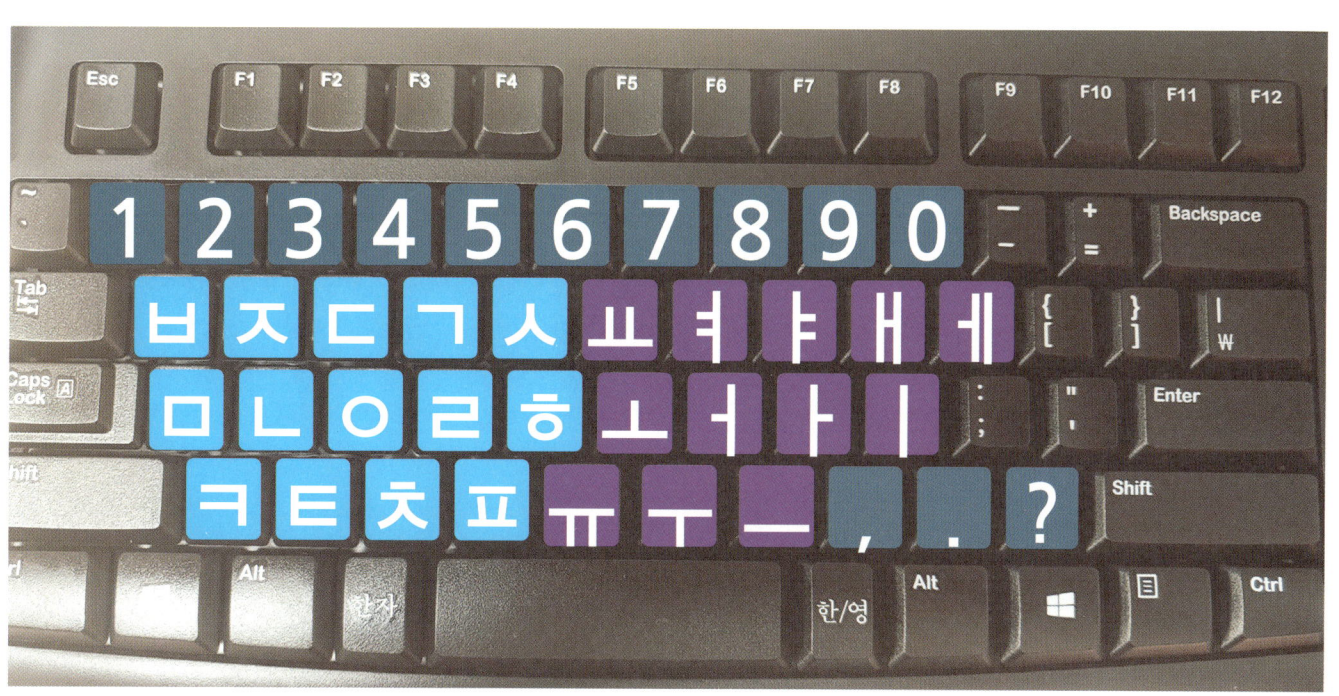

버스 정류소

계산능력 Lv 6

아래 버스 도착 예정 시간을 보고 해당 버스를 몇 시에 탈 수 있는지 적어 주세요.

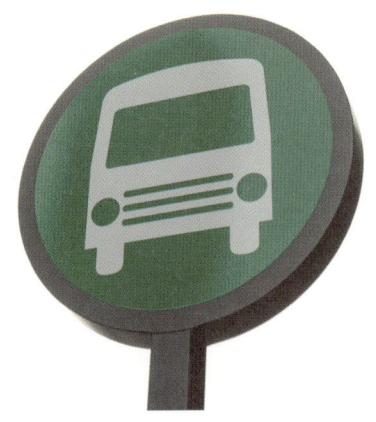

버스 정류소

버스 도착 안내

14 : 07

노선	도착예정시간
111	4분 후
135	8분 후
200	13분 후
1120	17분 후
7200	20분 후

구 분	버스 번호	버스 탑승 시간
1	1120번	

짝단어

언어능력 Lv 6

아래 사물의 짝단어 2개를 선택하고 그 이름을 적어 주세요.

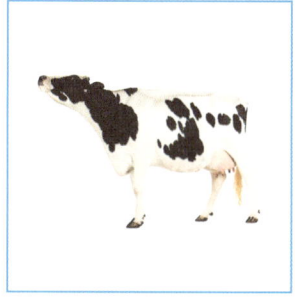

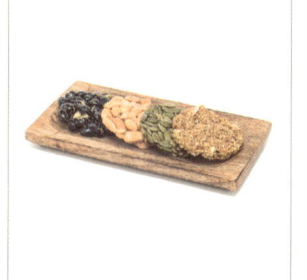 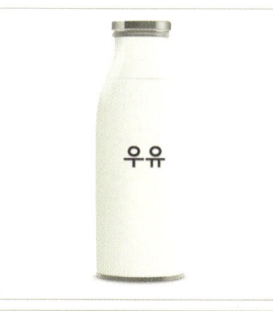 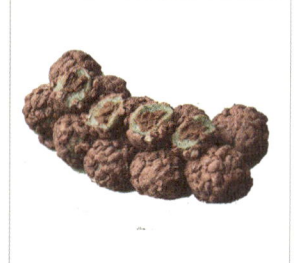

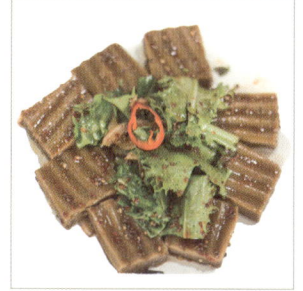 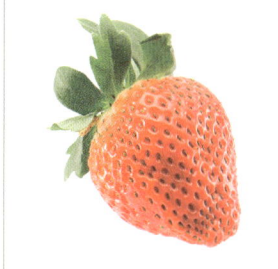 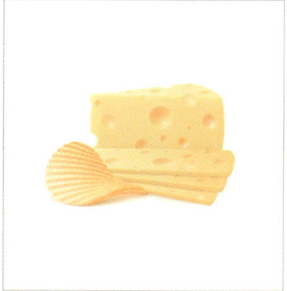

구 분	짝단어 이름
1	
2	

숨은 그림 찾기 　주의력 Lv 6

아래 그림에서 숨은 그림을 찾아 ○표시해 주세요.

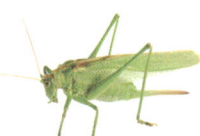

메뚜기

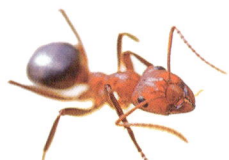

개미

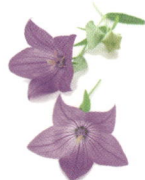

도라지꽃

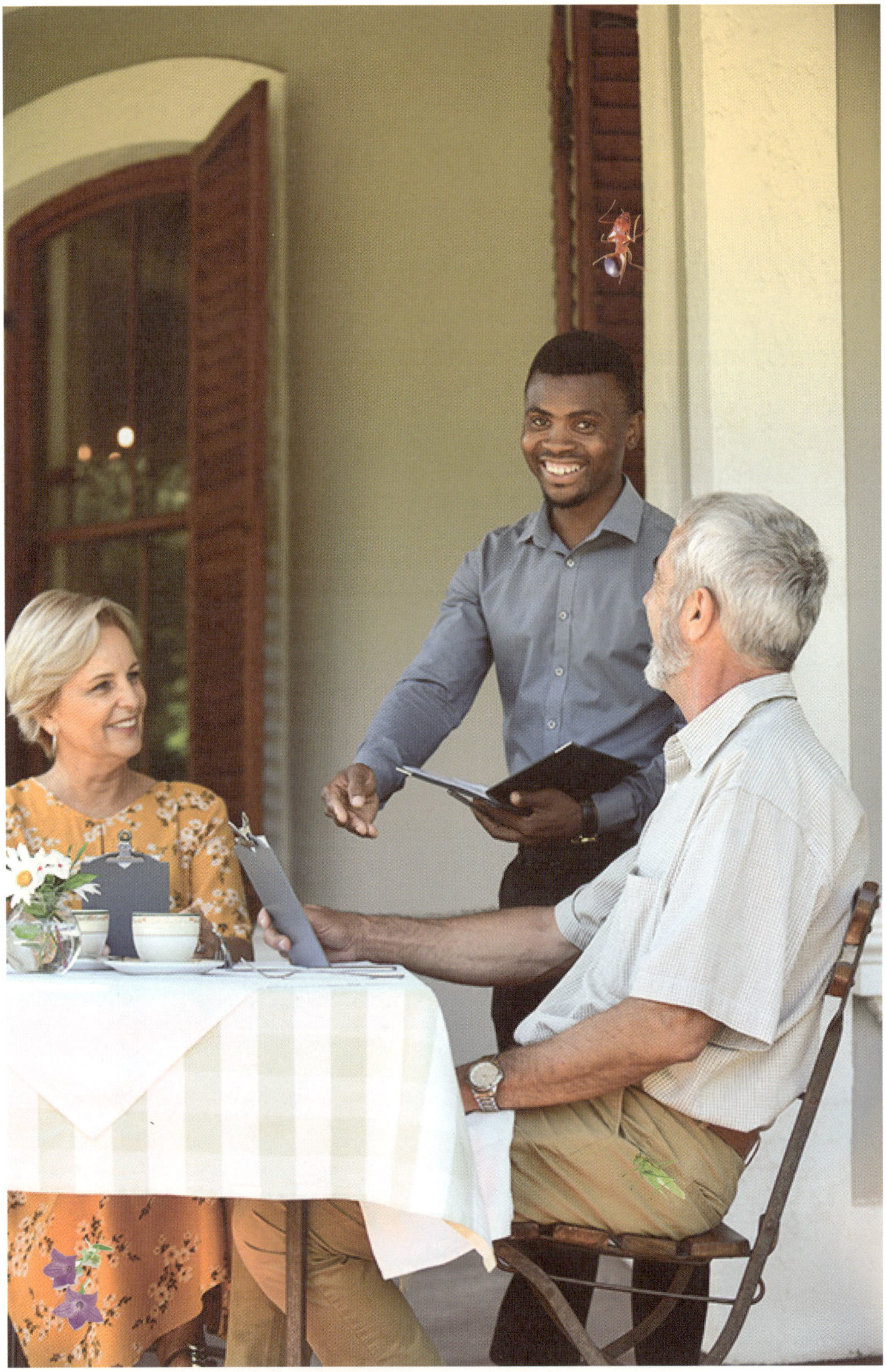

여행 일정

수행기능 Lv 6

숙소에서 현재시간에 출발하여 여행 후 공연 시작 전 공연장에 도착하려 합니다. 알맞은 여행코스를 만들어 주세요.

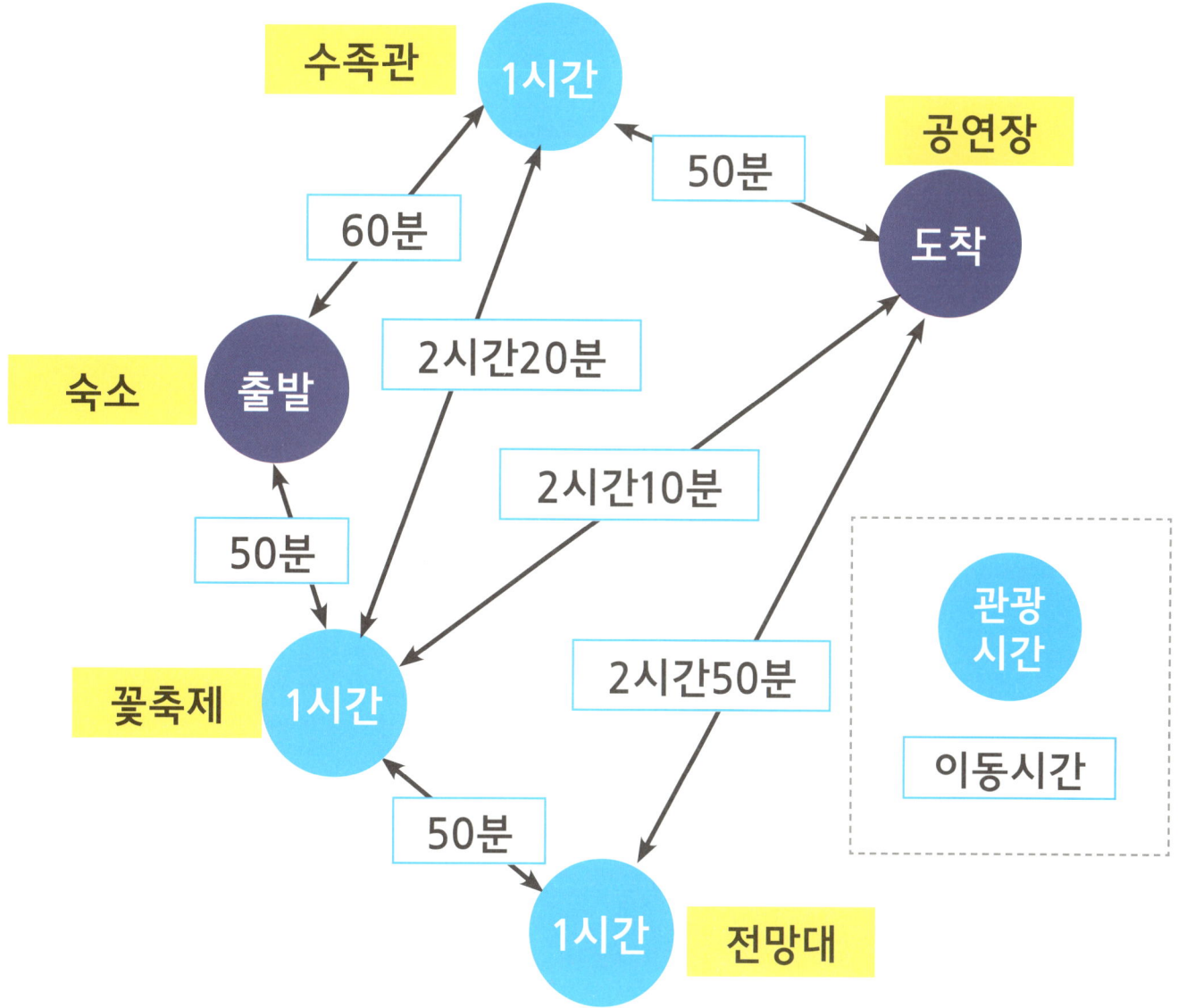

현재시간	공연시작 시간	여행코스
13:10	19:30	

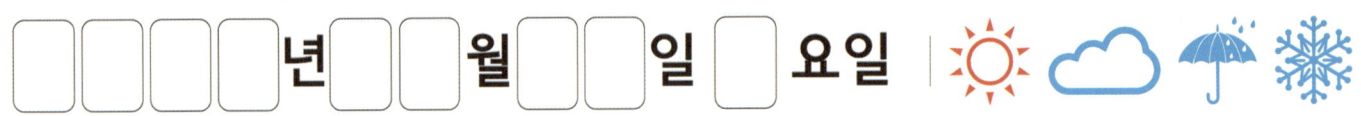

☐☐☐☐년 ☐☐월 ☐☐일 ☐요일

8일차

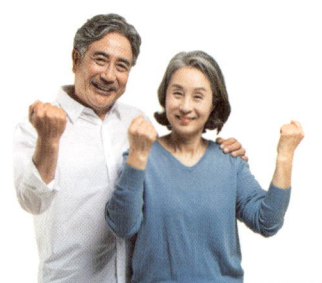

나의 다짐	오늘의 목표, 하고 싶은 일, 계획 등을 적어 주세요.

선생님께 부탁드리는 내용(보호자 작성)

우울증 예방습관

기억력 Lv 6

아래는 10가지 '우울증 예방습관' 입니다.
아래 빈 칸을 채워 주세요.

1. 질환 잘 관리하고 치료하기
2. 규칙적인 생활(기상시간, 취침시간, 식사 시간 등)
3. 충분한 수면 시간 갖기
4. 몸에 좋은 음식 섭취하기
5. 사람들과 어울리는 모임 참여(종교활동, 취미 모임 등)
6. 하루 30분 이상 꾸준히 운동하기(걷기, 달리기 등)
7. 매일 10분 이상 햇빛 쬐기
8. 과음, 흡연 하지 않기
9. 좋아하는 취미 생활하기
10. 작지만 돈버는 노동하기

*20초간 내용을 본 후 위의 내용을 가리고 5초 후 진행해 주세요.

질문	답변
규칙적인 생활 3가지는 무엇일까요?	

막대 분리

시공간능력 Lv 6

①에서 ②번 막대를 분리했을 때 남는 블럭 모양을 색칠해 주세요.

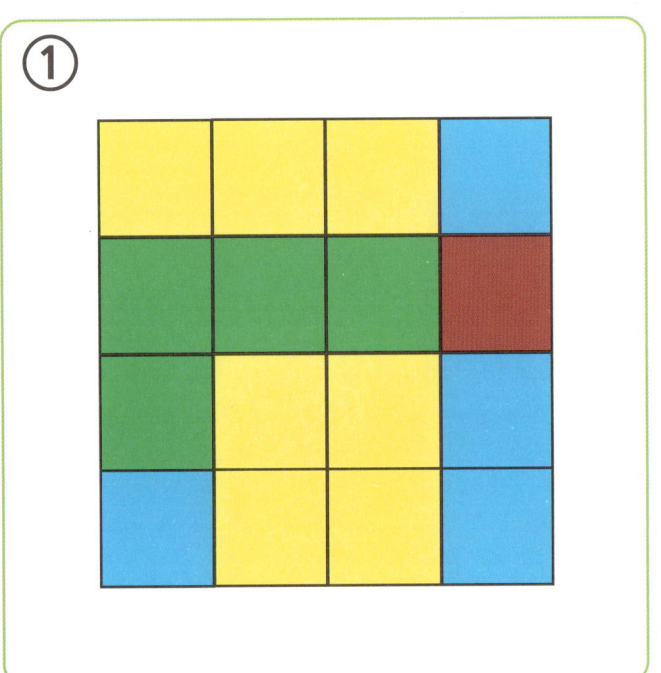

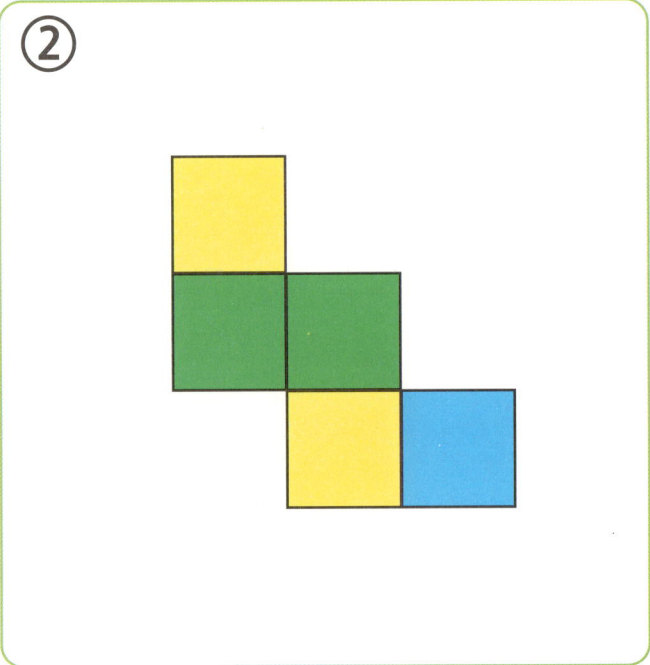

열량 소모량

계산능력 Lv 6

아래 음식을 먹었을 때 열량을 소모하기 위한 운동계획표를 만들어 주세요. (30분 단위로 계산)

음식명	기준	열량(kcal)
수정과	1컵	267
식혜	1캔	238
밥	1공기	250
된장찌게	1인분	128
김치찌게	1인분	87
불고기	1인분	685

운동 종류 (30분)	열량 소모량(kcal)
빠르게 걷기	150
배드민턴	173
등산	196
줄넘기	224
축구	270
피구	120

구분	섭취한 음식	시간	소모열량
1	불고기 1인분과 수정과 1컵을 먹었을 때 등산으로 열량을 다 소모하려면 운동시간과 소모열량은 얼마일까요?		

상황 대처

언어능력 Lv 6

아래 사진과 상황 설명을 보고 핵심 키워드를 이용해서 조치해야할 내용을 순서대로 써 주세요.

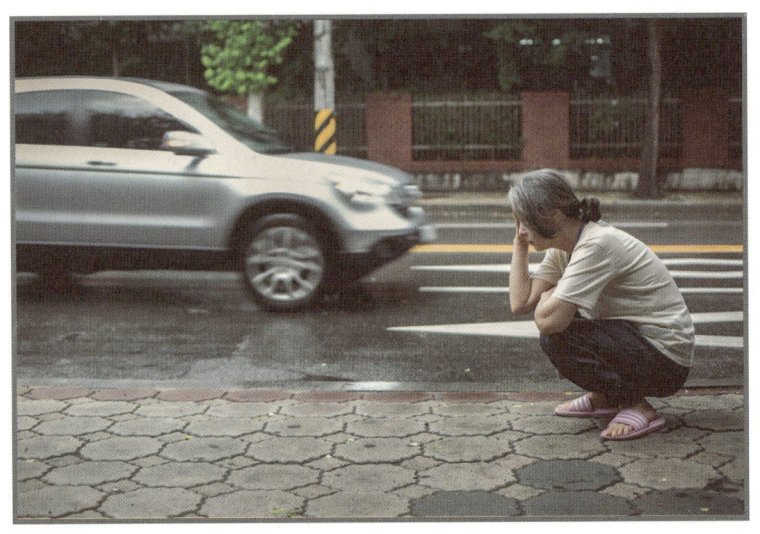

구분	구분	내용
1	상황 설명	거리에서 길을 잃은 치매 노인 발견
2	핵심 키워드	1. 수분과 음식물을 제공한다. 2. 안심을 시킨다. 3. 파출소로 안내한다. 4. 신상을 파악하려 노력한다.
3	상황 조치	1. 2. 3. 4.

갯수가 다른 것 찾기 주의력 Lv 6

아래 빈 칸을 채워 주세요.

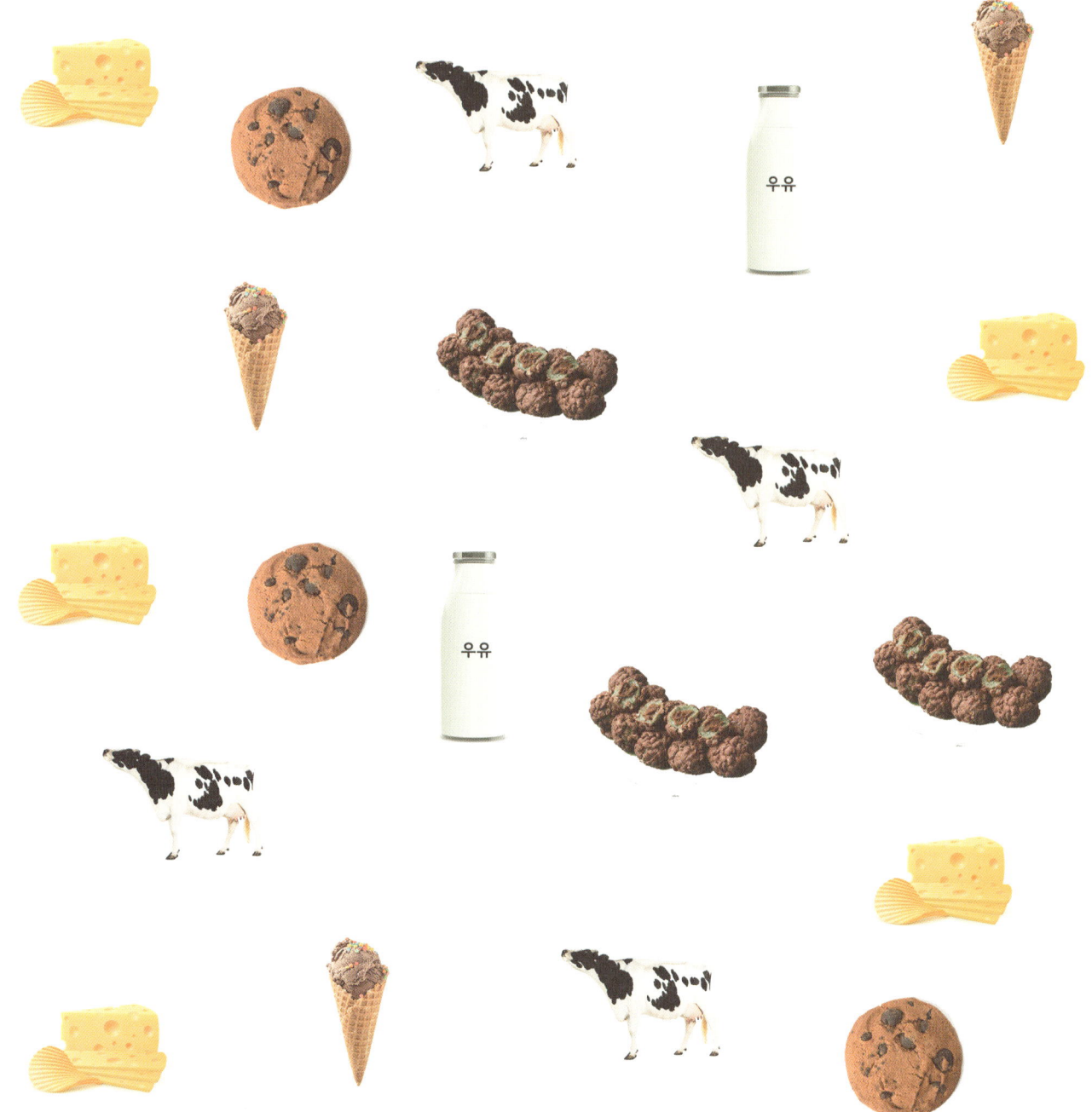

가장 많은 것의 갯수	가장 적은 것의 갯수	합

도형 채우기

수행기능 Lv 6

아래 도형을 녹색 막대 2개와 몇 개의 파란색 막대로 채워야 할까요? 빈 칸을 채워 주세요.

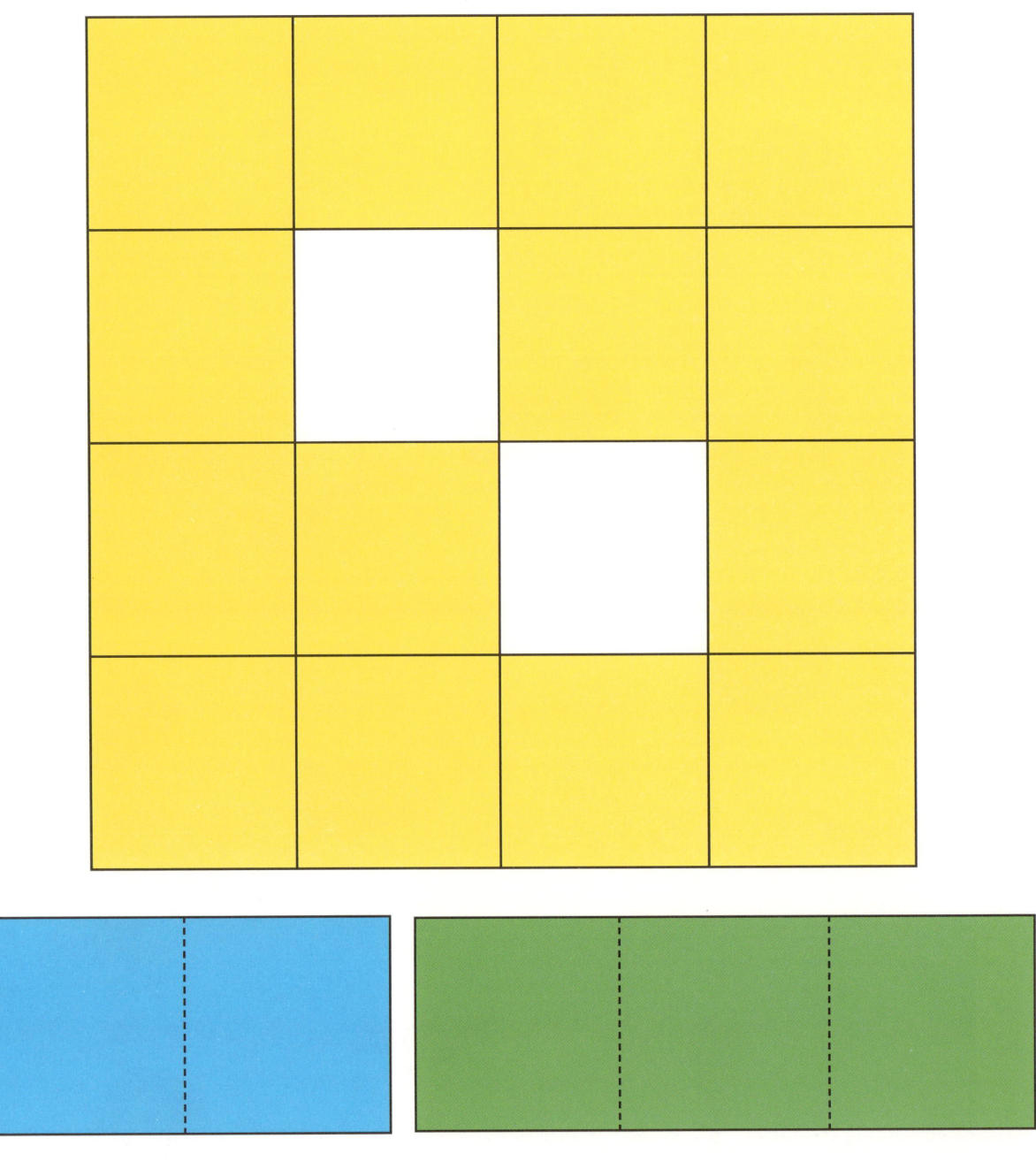

녹색 막대	파란색 막대
2개	

☐☐☐☐년 ☐☐월 ☐☐일 ☐요일

9일차

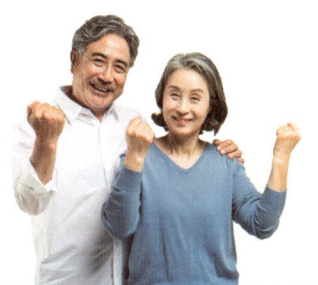

나의 다짐	오늘의 목표, 하고 싶은 일, 계획 등을 적어 주세요.

선생님께 부탁드리는 내용(보호자 작성)

낙상 예방

기억력 Lv 6

아래는 낙상예방지침입니다. 내용을 확인 후 아래 빈 칸을 채워 주세요.

구분	낙상예방지침	비고
조명	1. 편하게 책을 읽을 수 있는 정도 2. 거실, 계단, 현관, 화장실은 항상 환하게 하거나 센서등 설치	200~300 Lux
화장실	1. 안전손잡이 설치 2. 바닥에 미끄럼 방지 설치 3. 호출벨 설치	
계단, 복도	1. 안전손잡이 설치 2. 불필요한 물건 제거	
침실	1. 침대 높이 낮게 조절 2. 바퀴 잠금 장치 3. 호출벨 설치	

*20초간 내용을 본 후 위의 내용을 가리고 5초 후 진행해 주세요.

구분	질문	답변
1	낙상예방을 위해 화장실에 설치해야할 3가지는 무엇인가요?	

거울에 반사하기   시공간능력 Lv 6

막대가 거울에 반사되어 변하는 모양을 색칠해 주세요.

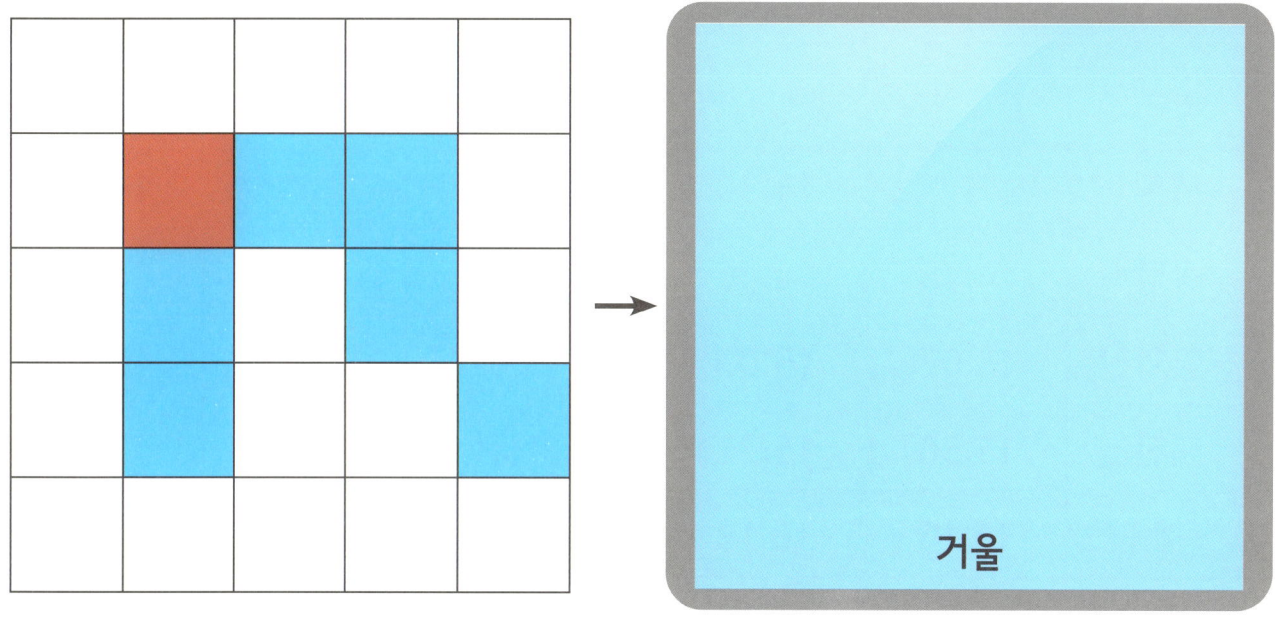

열차운행시간표

계산능력 Lv 6

아래 열차운행시간표를 보고 질문에 답해 주세요.

제139열차		
역명	도착시간	출발시간
서울	-	14:30
광명	14:45	14:46
천안아산	15:07	15:09
대전	15:30	15:32
동대구	16:16	16:18
신경주	16:35	16:37
울산	16:48	16:49
부산	17:12	-

제207열차		
역명	도착시간	출발시간
서울	-	14:45
광명	15:00	15:01
오송	15:30	15:32
대전	15:47	15:49
동대구	16:25	16:26
신경주	16:52	16:53
부산	17:23	-

구분	질문	열차 번호	소요시간
1	천안아산역에서 동대구역까지 가려면 어떤 열차를 타야 할까요? 또한 소요시간은 얼마인가요?		

암호 만들기   언어능력 Lv 6

아래 표를 보고 빈 칸에 암호를 만들어 주세요.

ㄱ	ㄴ	ㄷ	ㄹ	ㅁ	ㅂ	ㅅ	ㅇ	ㅈ	ㅊ	ㅋ	ㅌ	ㅍ	ㅎ
1	2	3	4	5	6	7	8	9	10	11	12	13	14

ㅏ	ㅑ	ㅓ	ㅕ	ㅗ	ㅛ	ㅜ	ㅠ	ㅡ	ㅣ
E	ㅅ	ㄷ	ㄱ	J	15	5	ㅆ	ㅆ	0

모	
레	

같은 방향 표시 찾기 주의력 Lv 6

아래 그림과 같은 이미지를 찾아 주세요.

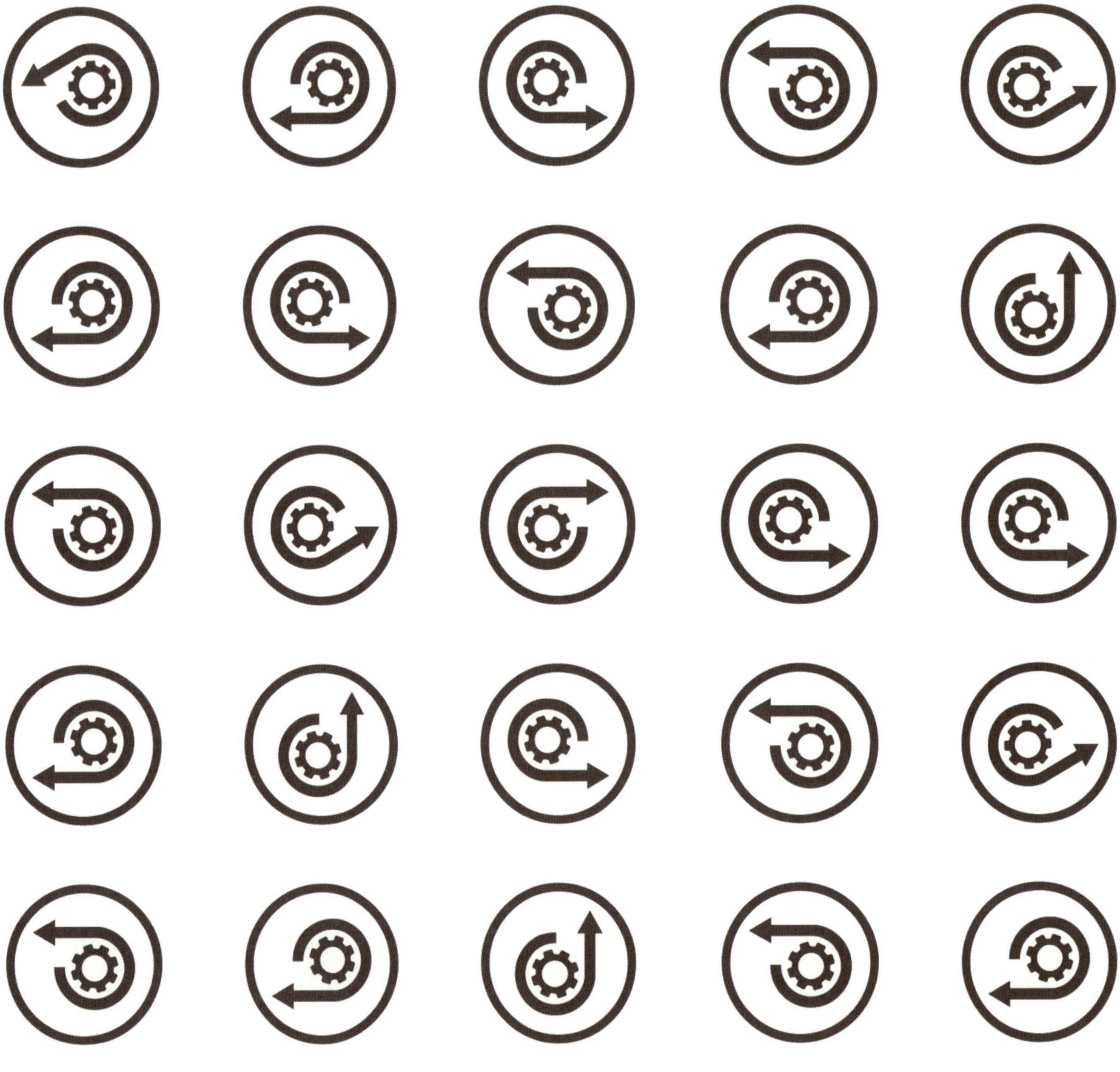

톱니 바퀴

수행기능 Lv 6

톱니바퀴 가운데의 숫자는 톱니 바퀴의 갯수입니다.
아래 질문에 답해 주세요.

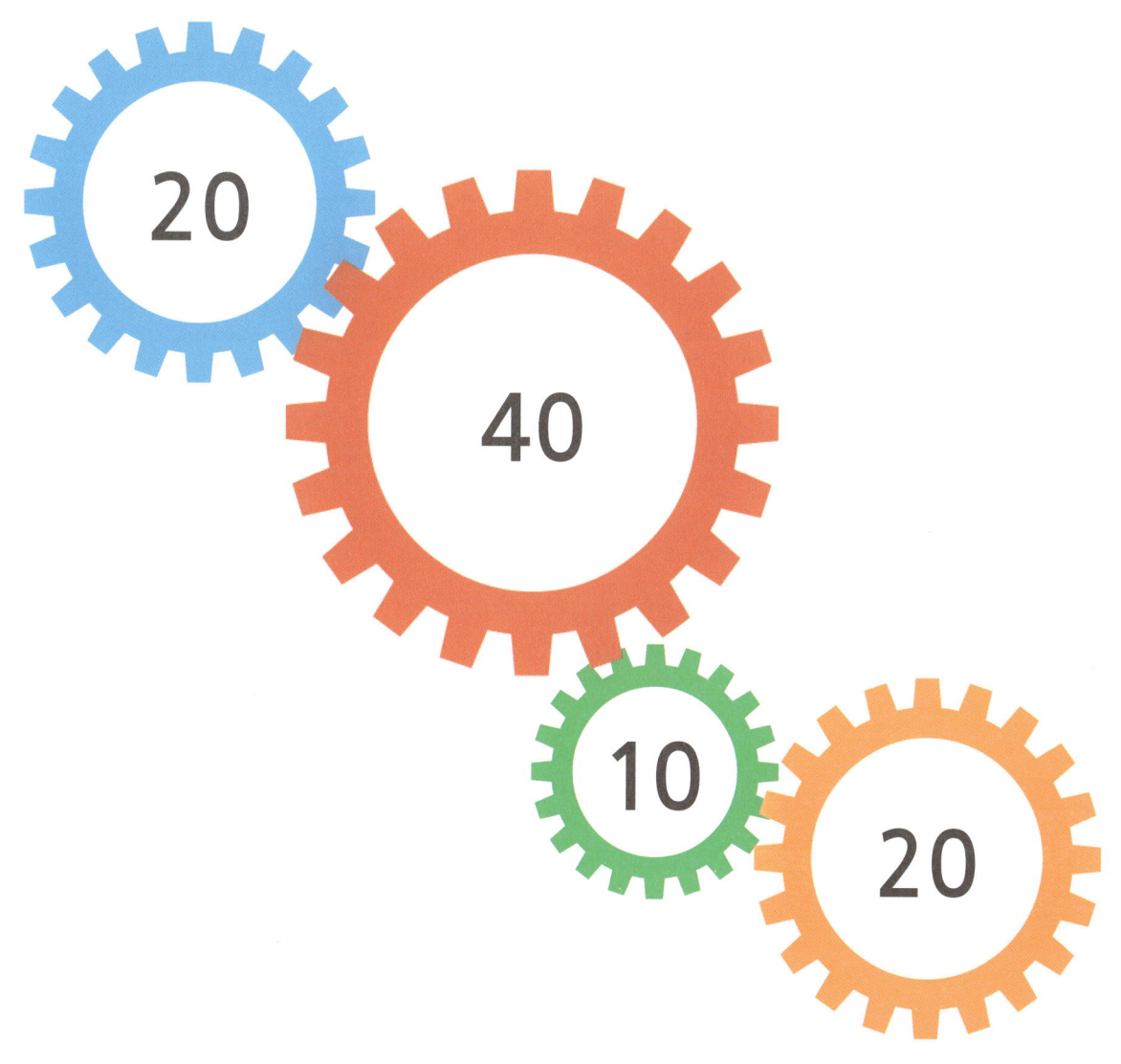

파란색 톱니바퀴의 회전수	주황색 톱니바퀴의 회전수
2회	

☐☐☐☐년 ☐☐월 ☐☐일 ☐요일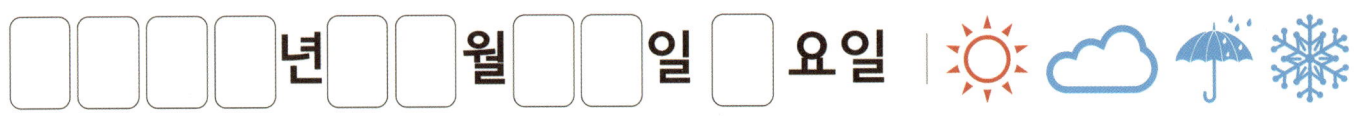

10일차

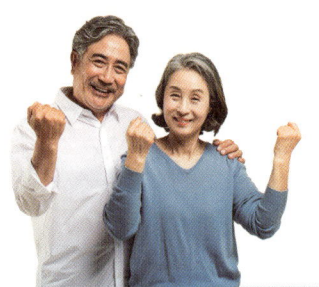

나의 다짐

오늘의 목표, 하고 싶은 일, 계획 등을 적어 주세요.

선생님께 부탁드리는 내용(보호자 작성)

치매 예방

기억력 Lv 6

아래는 치매 예방 방법입니다. 내용을 확인하고 아래 질문에 답해 주세요.

구분	치매예방지침	비고
신체활동	1. 손을 바쁘게 움직인다. 2. 주2회, 30분 이상 운동	1. 치매가 의심되면 치매안심센터에 방문한다. 2. 치매 조기 치료가 치료가능성이 높다.
식습관	1. 규칙적인 식사 2. 신선한 야채, 과일, 견과류 섭취	
사회활동	1. 사람들과 자주 어울린다. 2. 취미활동, 봉사활동, 종교활동 참여	
음주, 흡연	1. 음주, 흡연을 피한다.	

*20초간 내용을 본 후 위의 내용을 가리고 5초 후 진행해 주세요.

구분	질문	답변
1	치매예방을 위한 사회활동 3가지는 무엇인가요?	

막대 숫자 암호

시공간능력 Lv 6

보기를 보고 아래 도형의 암호를 풀어 빈 칸에 써 주세요.

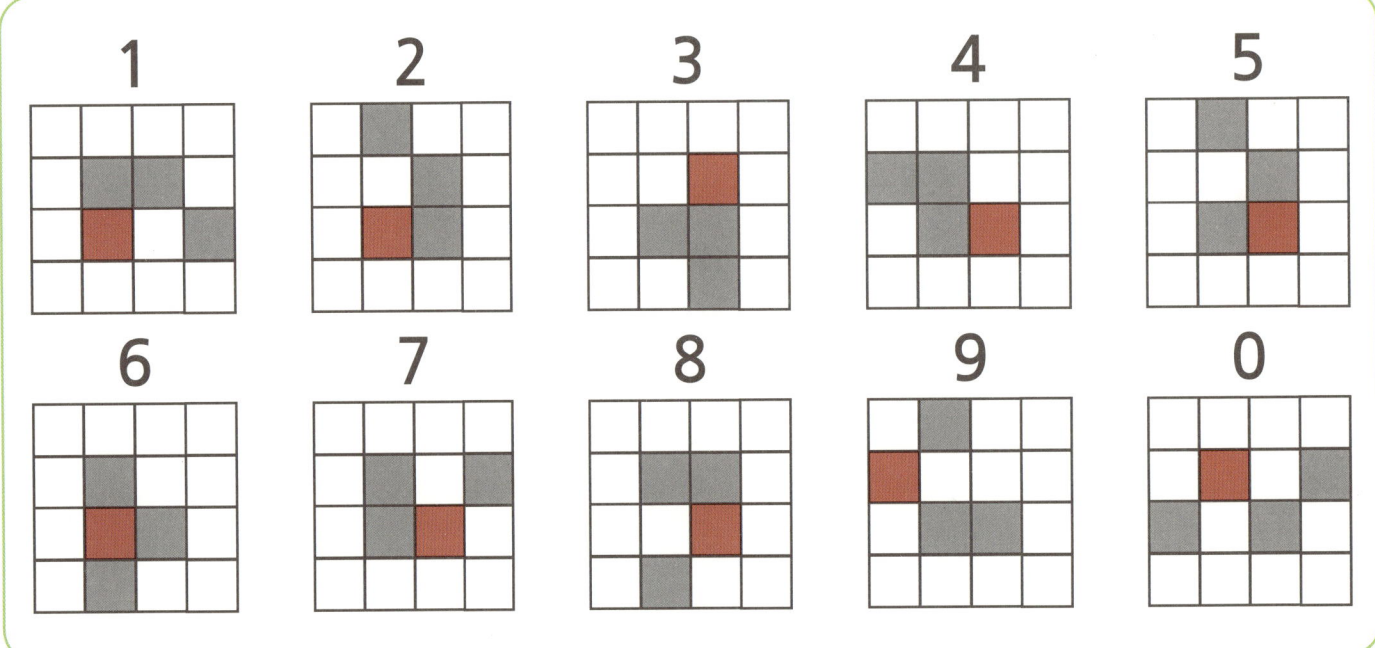

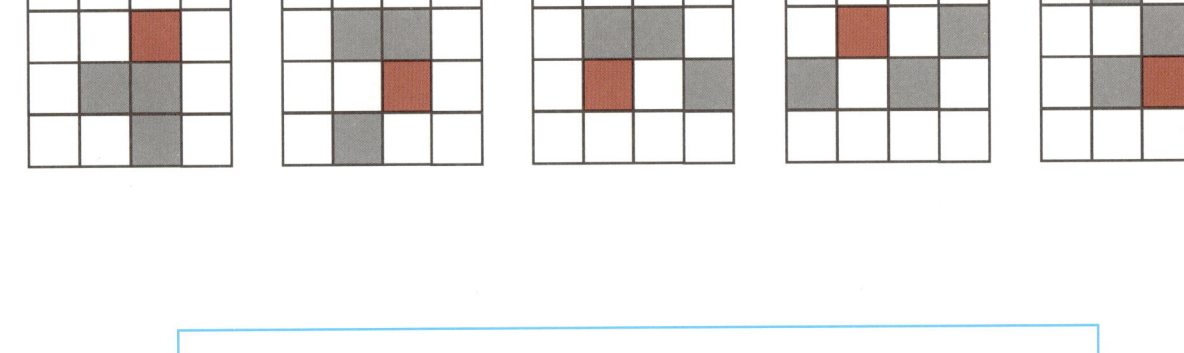

가장 큰 수와 가장 작은 수

아래 수 카드를 한 번씩만 사용하여 **세 자리의 가장 큰 수와 가장 작은 수의 차**를 구해 보세요.

| 5 | 9 | 2 |

가장 큰 수	가장 작은 수	차

끝말 잇기

언어능력 Lv 6

아래 그림 카드의 이름을 말하고, **끝말 잇기 3개**를 순서대로 연결해 주세요.

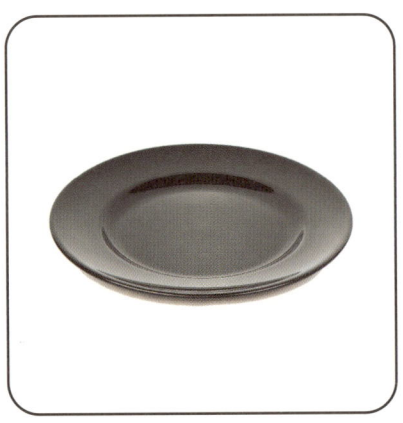
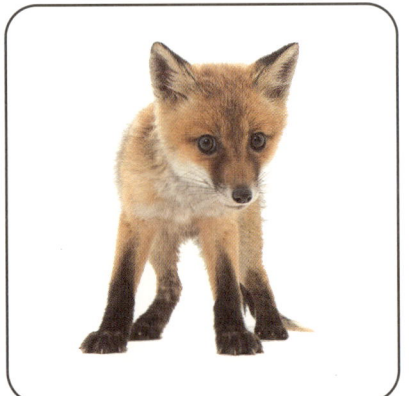
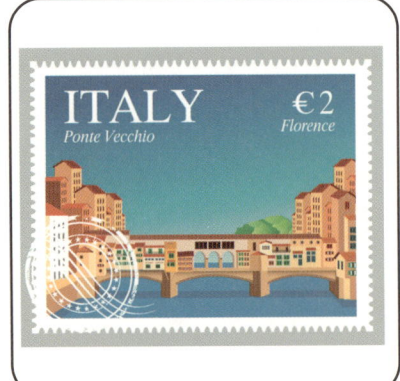
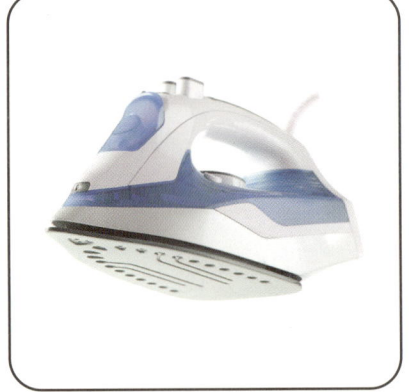
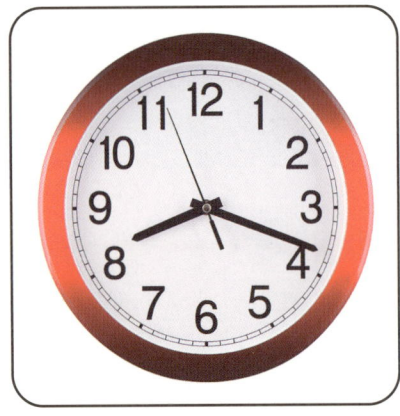
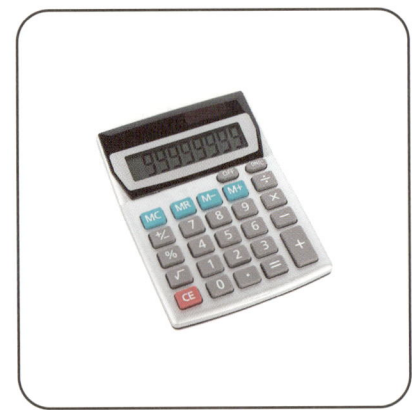

같은 모양 벌집 찾기

아래 그림과 같은 이미지를 찾아 주세요.

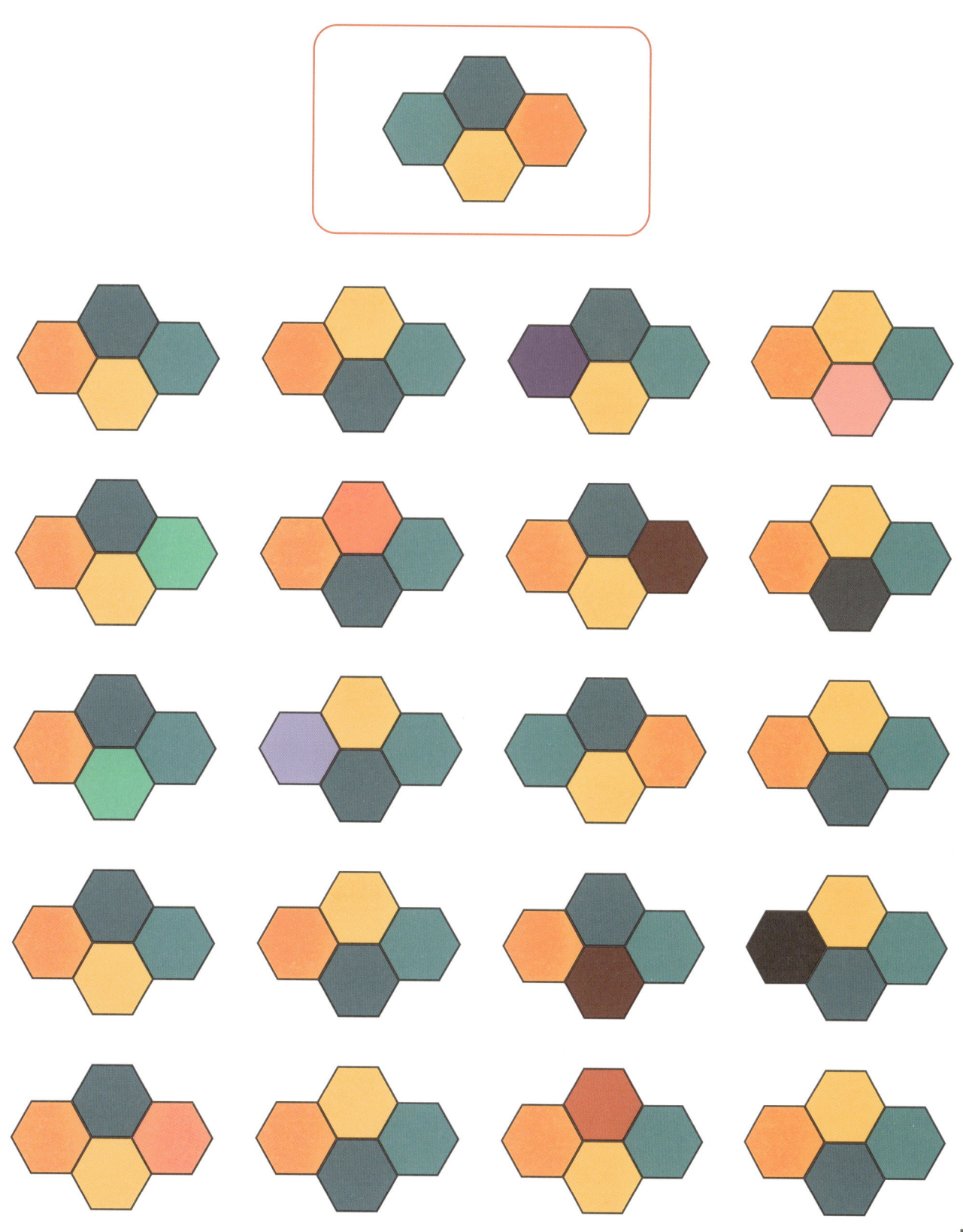

규칙 발견하기

수행기능 Lv 6

아래 숫자들은 일정한 규칙을 가지고 있습니다.
빈 칸에 들어갈 숫자를 적어 주세요.

3	7	1	4	2
5	1	?	3	6
8	8	6	7	8

빈 칸에 들어갈 숫자는 무엇일까요?	

주간활동점검

평가 Lv 6

이번 주 주요활동에 대해 간단히 적어 주세요.

구분		월			화			수			목			금		
공부하기	인지활동 (학습지,독서, 일기쓰기)															
걷기 움직이기	설거지,빨래, 청소,운동															
규칙적인 식사	하루 3번 식사	아침	점심	저녁	아침	점심	저녁	아침	점심	저녁	아침	점심	저녁	아침	점심	저녁
규칙적인 투약	하루 3번 약 복용	아침	점심	저녁	아침	점심	저녁	아침	점심	저녁	아침	점심	저녁	아침	점심	저녁
개인 위생	양치질, 씻기, 옷 갈아입기															
대화	말하기, 듣기, 감사표현															
사회 활동	모임, 병원, 약국, 장보기, 은행 등 사회활동															
기억력	자주 쓰는 물건에 대한 기억															
기분 상태	전반적인 기분 상태															

* 쓰기가 어려울 경우 ○,△,✖로 표시해 주세요.

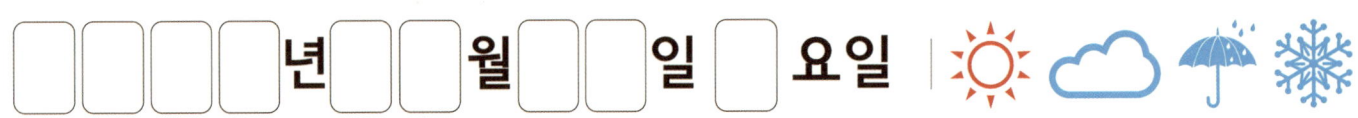

11일차

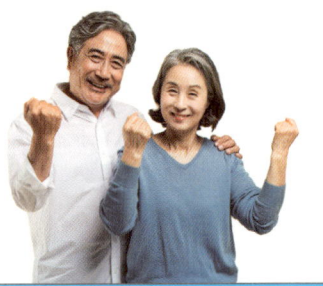

나의 다짐	오늘의 목표, 하고 싶은 일, 계획 등을 적어 주세요.

선생님께 부탁드리는 내용(보호자 작성)

노인 임플란트 지원

기억력 Lv 6

아래는 노인 임플란트 지원 정보입니다. 아래 빈 칸을 채워 주세요.

대상

만 65세 이상 부분 무치악환자
(치아가 완전히 없는 경우 제외)

내용

치과 임플란트 시술 시 해당 비용 일부만 본인 부담(평생 2개)

건강보험	차상위	의료급여 1종	의료급여 2종
30%	10~20%	10%	20%

방법

건강보험 대상자	치과 병·의원 또는 건강보험공단 지사에 대상자 등록 신청
의료급여 대상자	주민센터 또는 보건소에 대상자 등록신청

*20초간 내용을 본 후 위의 내용을 가리고 5초 후 진행해 주세요.

구 분	질문	답변
1	임플란트 지원을 받기 위한 2가지 조건은 무엇인가요?	

막대 글자 암호

시공간능력 Lv 6

보기를 보고 아래 도형의 암호를 풀어 빈 칸에 써 주세요.

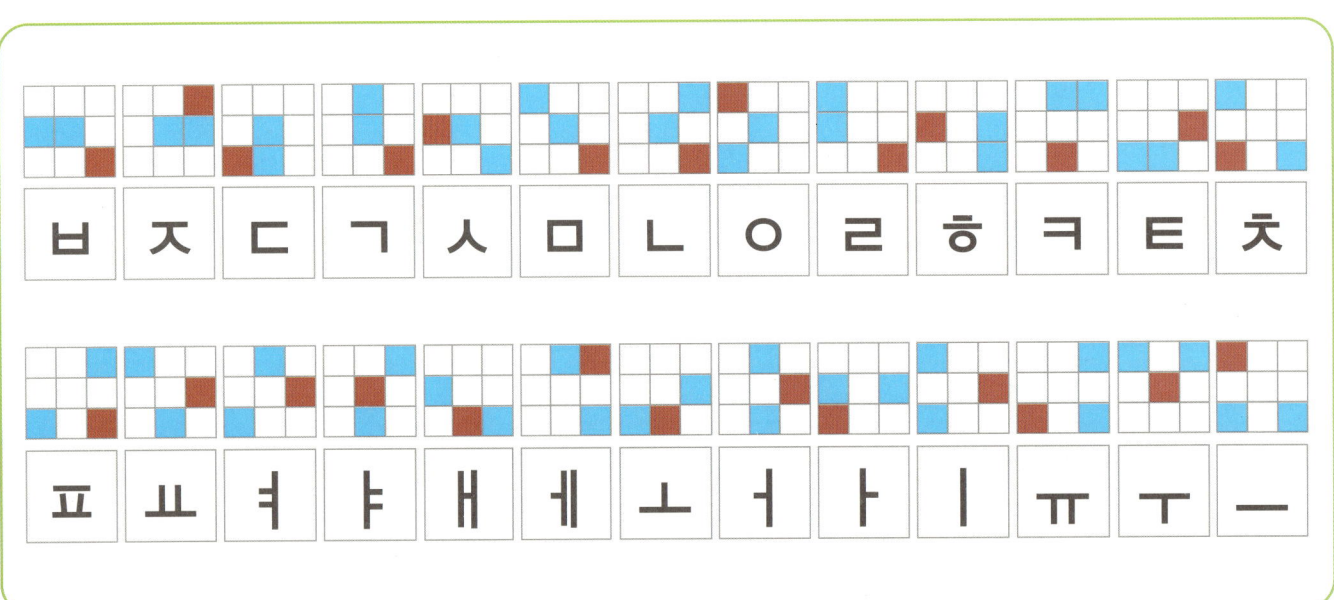

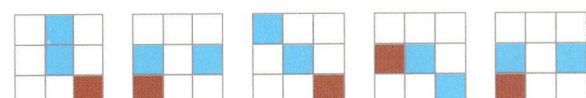

반찬 가게

계산능력 Lv 6

반찬 가게에서 반찬을 구매하려고 합니다. 아래 반찬 구매 시 총 결제금액을 적어 주세요.

종류	중량(g)	가격(원)
오이무침	150	5,500
소고기볶음	150	6,300
닭볶음탕	600	11,900
장조림	200	4,900
더덕무침	300	8,500
가지볶음	200	6,500

구 분	구매내역	결제가격(원)
1	닭볶음탕 600g 장조림 300g 가지볶음 200g	

생활용품

언어능력 Lv 6

관련 없는 것에 ○ 표시하고 이름을 써 주세요.

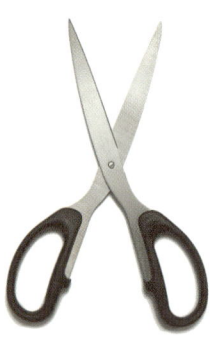 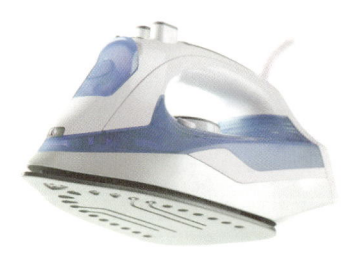 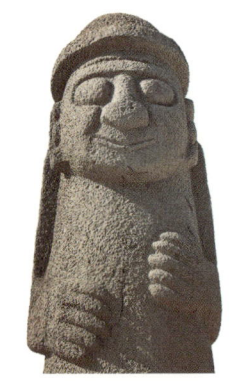

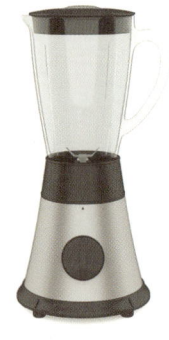 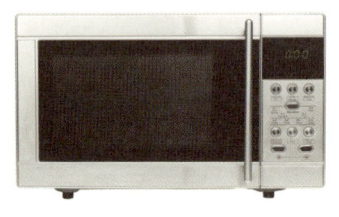 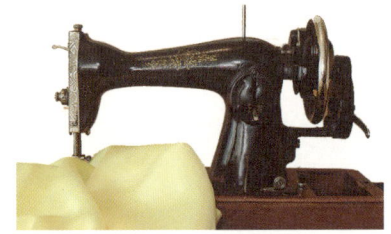

같은 색 글자 찾기

주의력 Lv 6

'글자 의미'와 '글자 색'이 같은 것을 찾아 주세요.

도형 숫자

수행기능 Lv 6

아래 도형 계산의 규칙을 찾아 빈 칸에 알맞은 숫자를 적어 주세요.

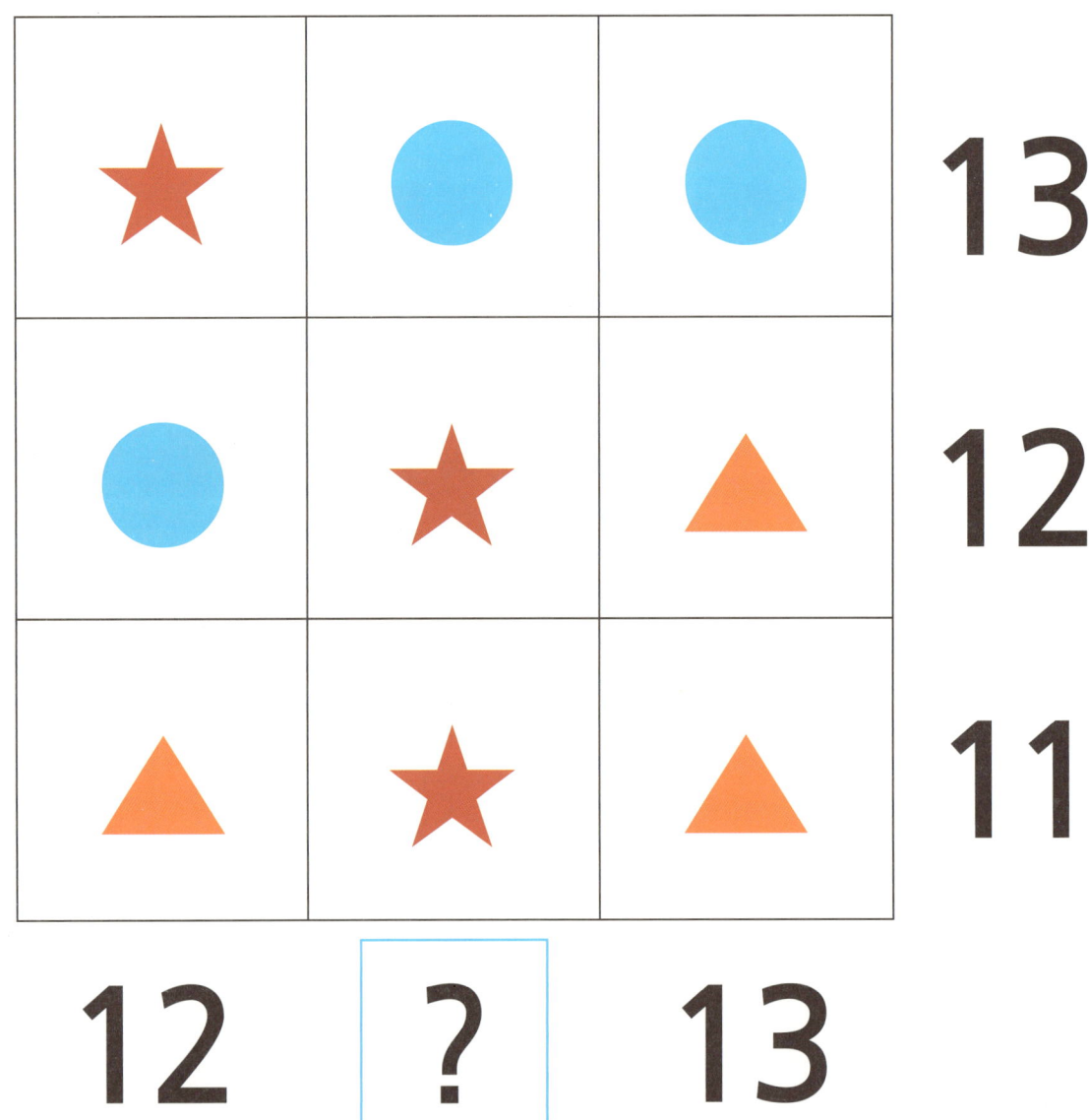

| 빈 칸에 들어갈 숫자는 무엇일까요? | |

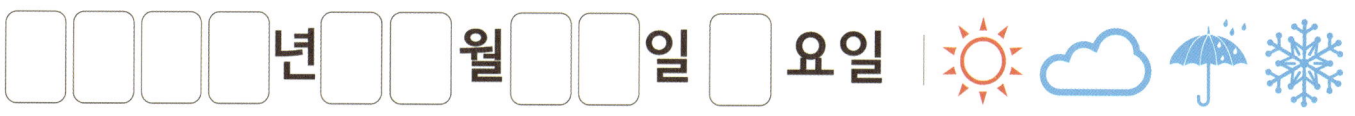

12일차

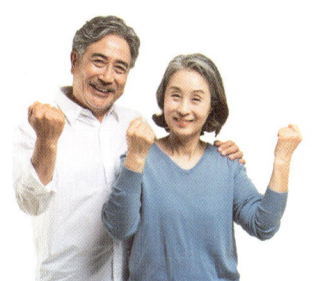

나의 다짐	오늘의 목표, 하고 싶은 일, 계획 등을 적어 주세요.

선생님께 부탁드리는 내용(보호자 작성)

노인 틀니 지원

기억력 Lv 6

아래는 노인 틀니 지원 정보입니다. 아래 빈 칸을 채워 주세요.

대상

1. 완전틀니 : 만 65세 이상 윗잇몸 또는 아래잇몸에 치아가 하나도 없는 경우
2. 부분틀니 : 만 65세 이상 부분틀니 제작이 가능한 경우

내용

완전틀니, 부분틀니 시술 시 비용 일부 본인 부담

건강보험	차상위	의료급여 1종	의료급여 2종
30%	5~15%	5%	15%

방법

건강보험 대상자	치과 병·의원 또는 건강보험공단 지사에 대상자 등록 신청
의료급여 대상자	주민센터 또는 보건소에 대상자 등록신청

*20초간 내용을 본 후 위의 내용을 가리고 5초 후 진행해 주세요.

구 분	질문	답변
1	의료급여 대상자의 신청방법은 무엇인가요?	

글자 반사하기

시공간능력 Lv 6

아래 글자가 거울에 반사되어 변하는 모양을 빈 칸에 그려 주세요.

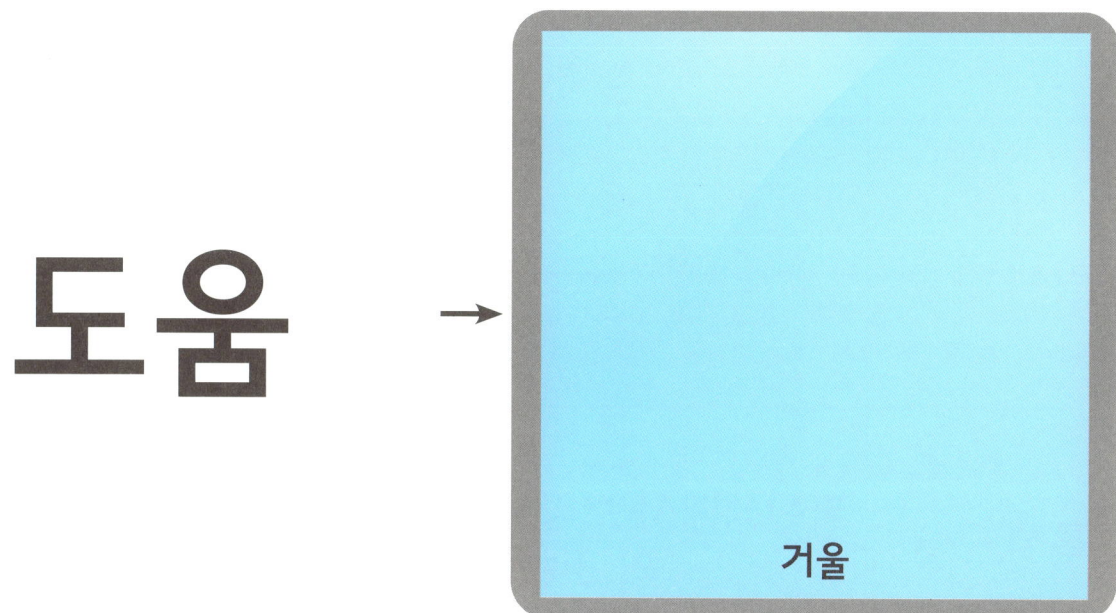

구슬 숫자 파악하기 계산능력 Lv 6

아래 설명을 보고 빈 칸에 각 구슬의 갯수를 파악하여 적어 주세요.

종류	설명	갯수
노란색 구슬	-	10개
초록색 구슬	파란색에서 보라색을 뺀 것의 3배	
파란색 구슬	노란색의 5배	
보라색 구슬	노란색 보다 5개 많음	
빨간색 구슬	초록색의 2배에서 5개 적음	

감각 표현 언어능력 Lv 6

알맞은 감각적 표현을 찾아 선으로 연결해 주세요.

- 물 끓는 소리를 표현한 말
- 비가 내릴 때 들리는 소리를 표현한 말

- 주룩주룩
- 뿌우부우
- 톡톡톡
- 보글보글
- 쏴아아

숫자 연결하기

주의력 Lv 6

1~20까지 파랑-노랑-빨강 순으로 선으로 연결해 주세요.

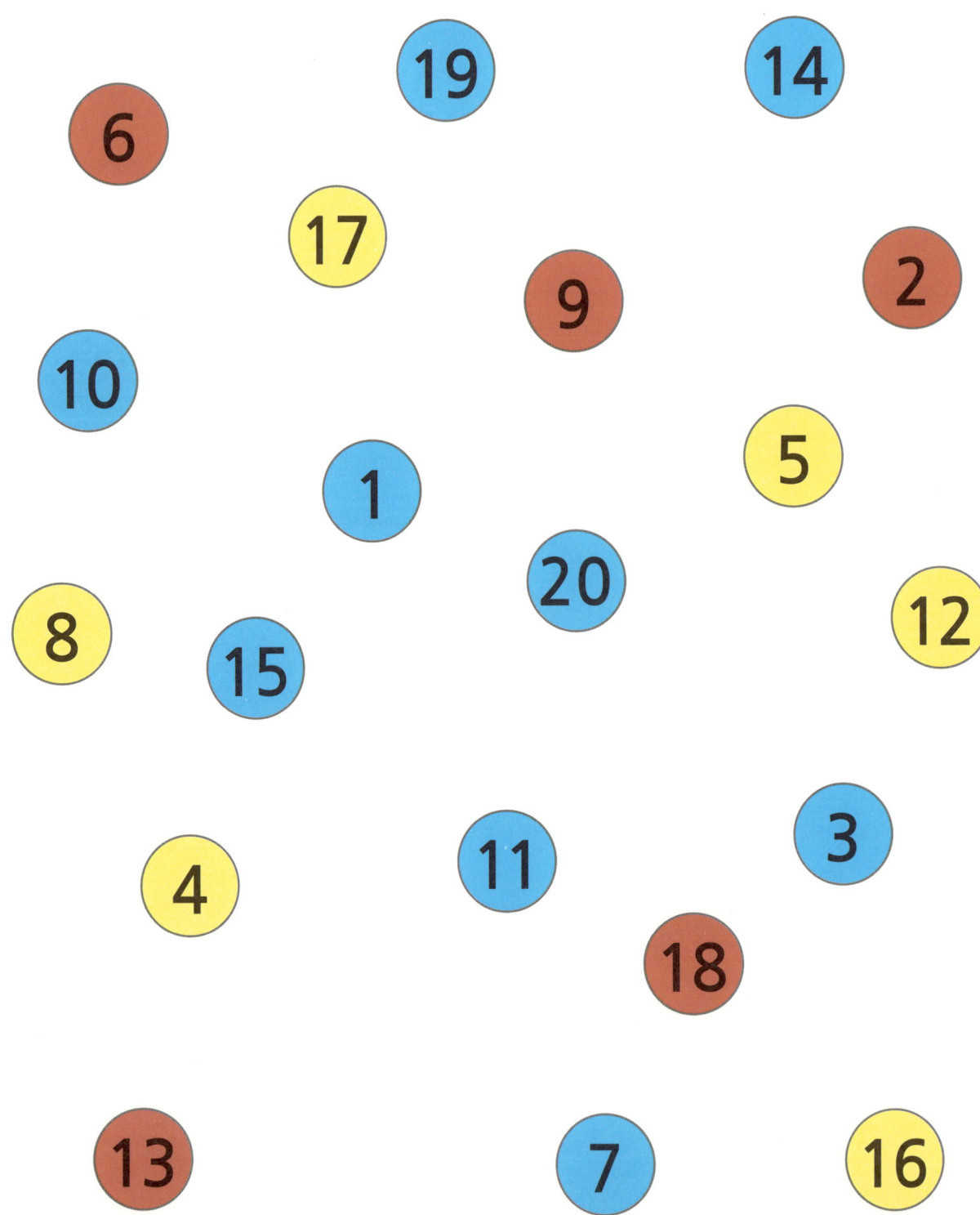

약속 시간 지키기

수행기능 Lv 6

아래 지도에 약속 시간에 맞게 이동 경로를 표시하고 빈 칸을 채워 주세요.

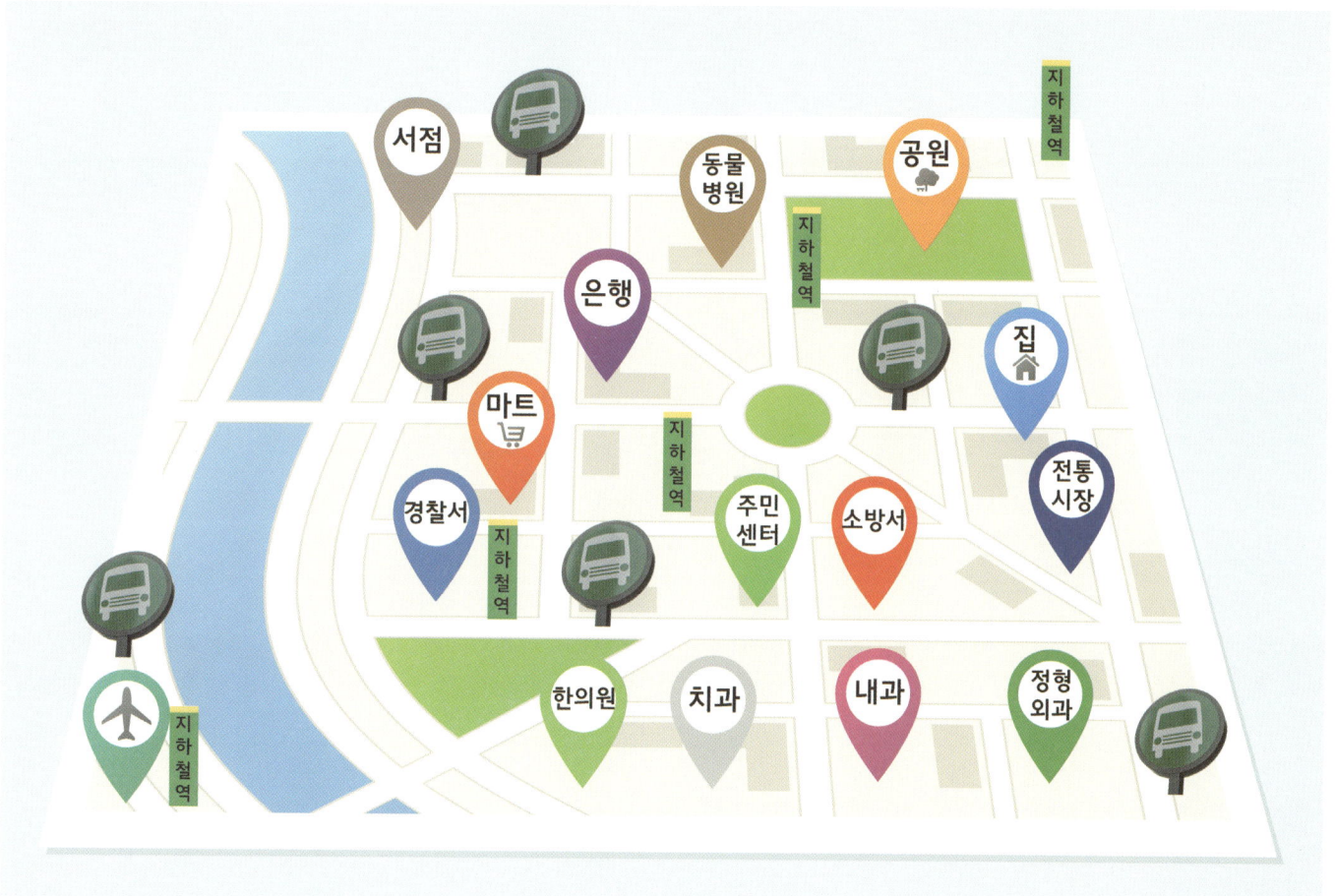

구분	이동경로	집에서 출발 시간
1	집에서 출발	
2	오후14시 치과 예약	
3	치과 방문 전 50분간 전통시장 장보기	
4	집에서 전통시장까지 10분 소요	
5	전통시장에서 치과까지 25분 소요	

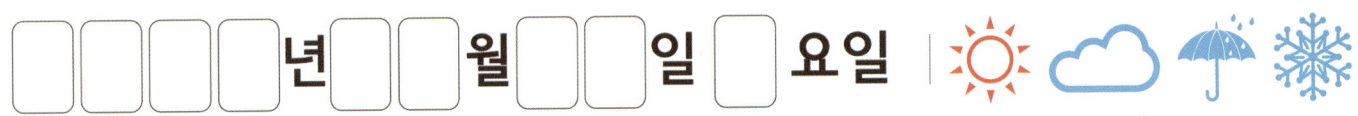
☐☐☐☐년 ☐☐월 ☐☐일 ☐요일

13일차

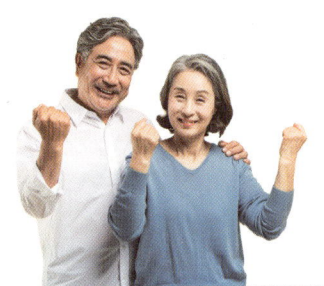

나의 다짐	오늘의 목표, 하고 싶은 일, 계획 등을 적어 주세요.

선생님께 부탁드리는 내용(보호자 작성)

식품별 유통기한

기억력 Lv 6

식품의 종류별 유통기한을 확인하고 아래 식품의 유통기한을 적어 주세요.

구 분	식품 종류	유통기한
1	우유	10일
2	액상커피	11주
3	치즈	6개월
4	요구르트	10일
5	식빵	3일
6	냉동만두	9개월

*20초간 내용을 본 후 위의 내용을 가리고 5초 후 진행해 주세요.

구 분	식품종류	유통기한
1	우유	

유통기한
식품을 소비자에게 판매할 수 있는 기한

버스 노선도

시공간능력 Lv 6

출발정류소와 도착정류소가 아래와 같을 때 타야 할 버스 번호를 적어 주세요.

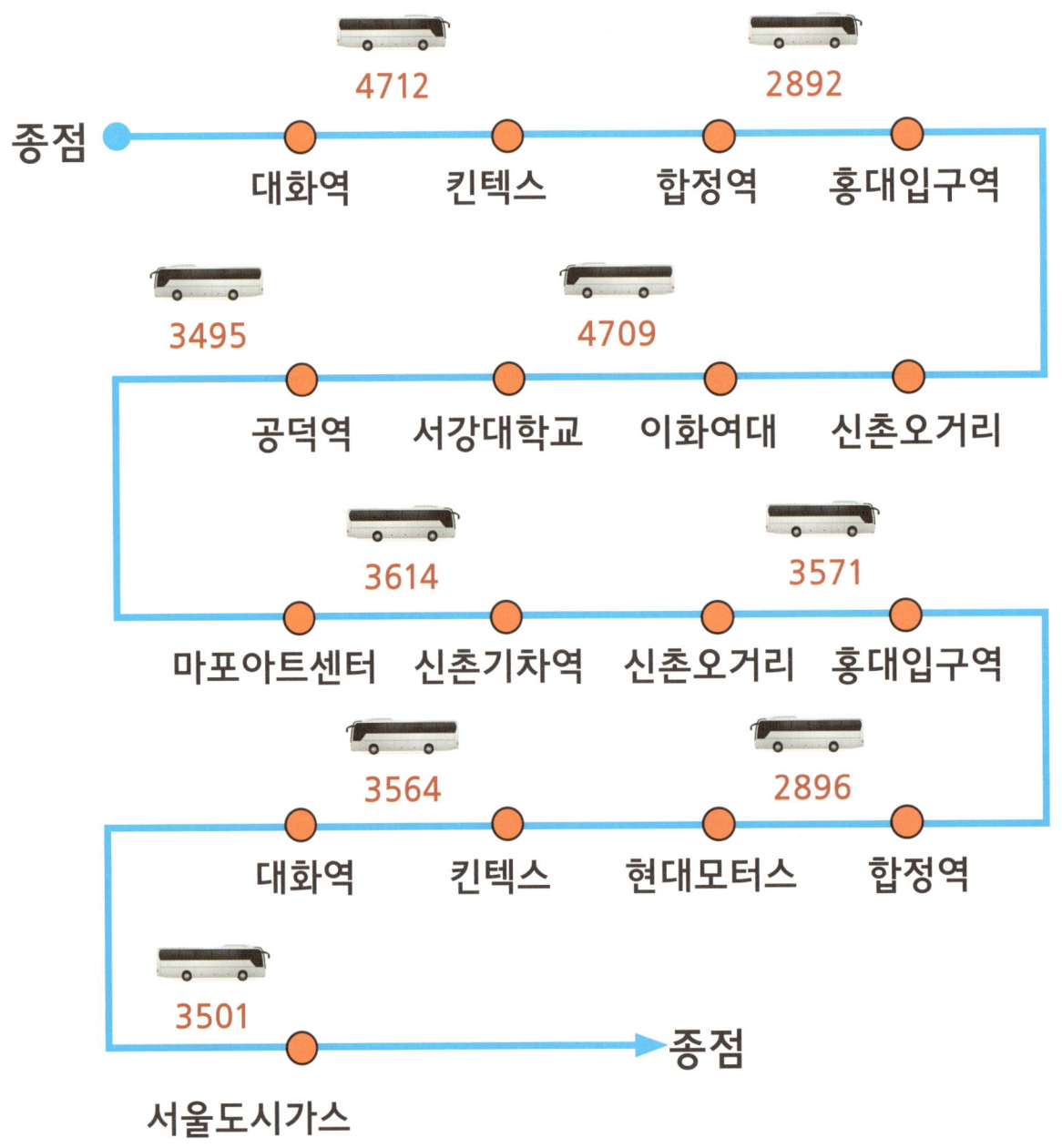

출발정류소	도착정류소	버스번호
합정역	공덕역	

육류 구매

계산능력 Lv 6

육류를 구매하려고 합니다. 아래 단가표를 보고 빈 칸을 채워 주세요.

구 분	고기 종류	100g당 가격(원)
1	생삼겹살	1,800
2	생목살	1.650
3	생앞다리살	800
4	꽃등심	6000
5	채끝등심	6000
6	삼계닭	1,000

구 분	구매내역	결제가격(원)
1	생앞다리살 600g 꽃등심 600g	

의미의 다양성

언어능력 Lv 6

아래 빈 칸에 공통으로 들어갈 단어를 써 주세요.

1. 바다에 떠 있는 (　　) 좀 보세요.

2. 당신 (　　) 좀 보세요.

3. 저 나무에 큰 (　　) 좀 보세요.

빈 칸에 들어갈 단어는 무엇일까요?	

다른 색 찾기

왼쪽과 다른 색을 오른쪽에서 찾아 표시해 주세요.

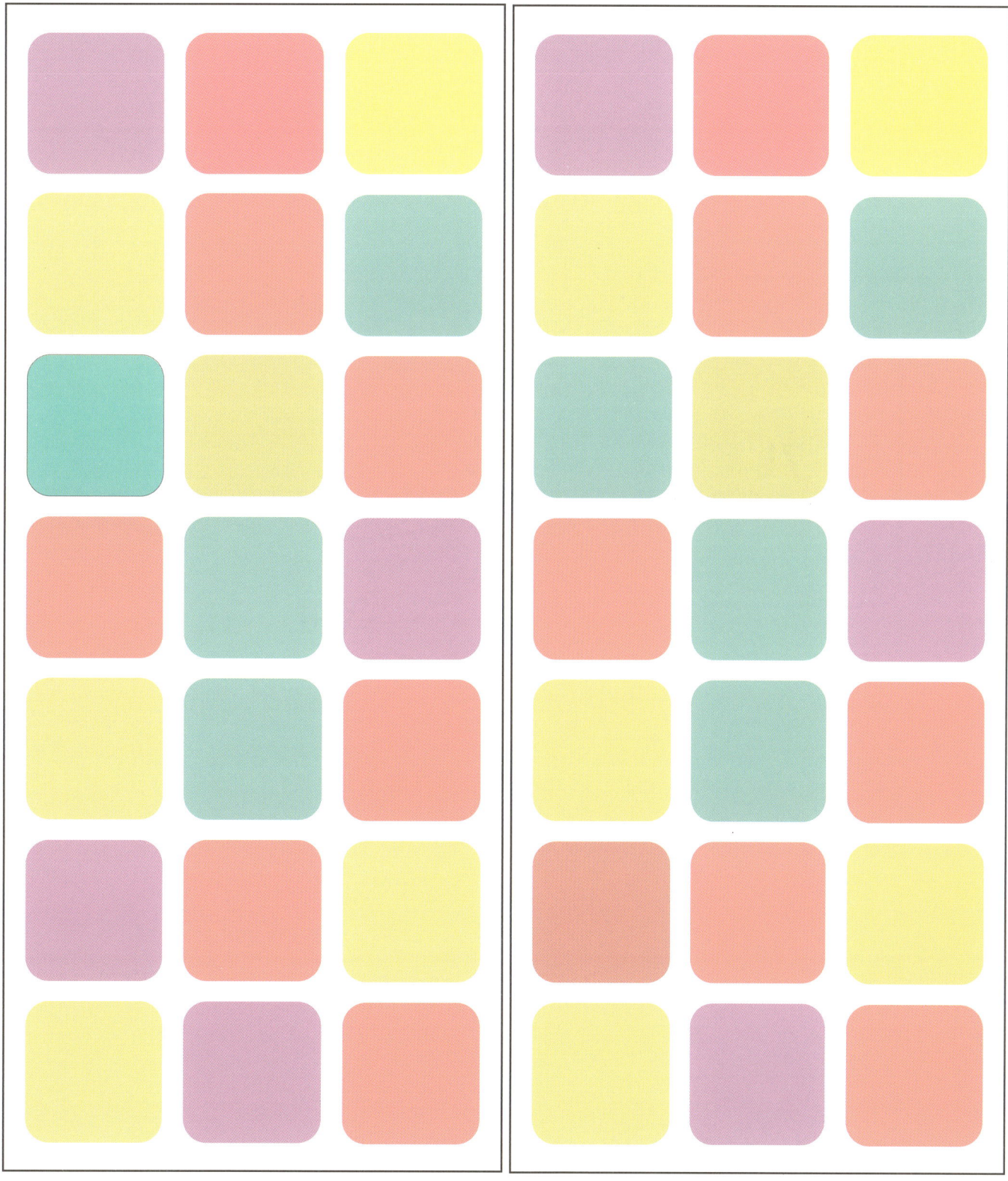

물통 채우기

수행기능 Lv 6

왼쪽의 2개의 물통을 이용하여 오른쪽 통에 목표 만큼 물을 채워주세요.

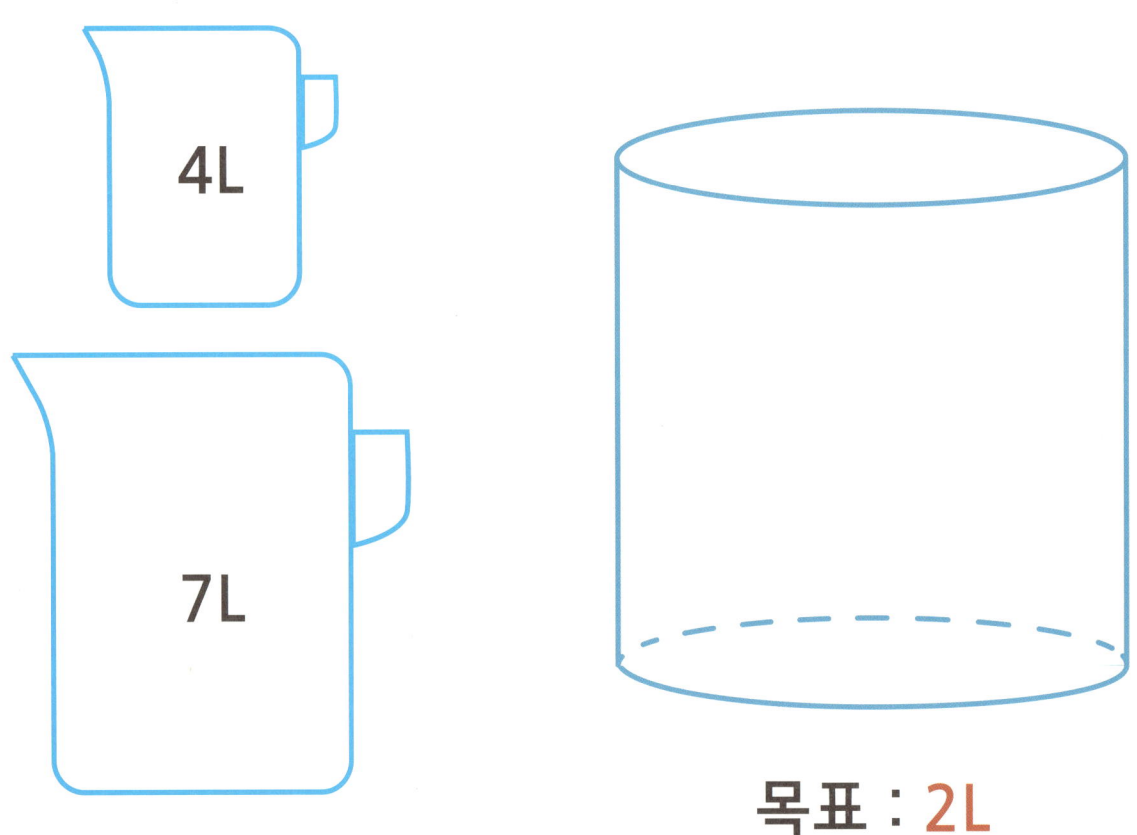

목표 : 2L

2L 채우는 방법

☐☐☐☐년 ☐☐월 ☐☐일 ☐요일

14일차

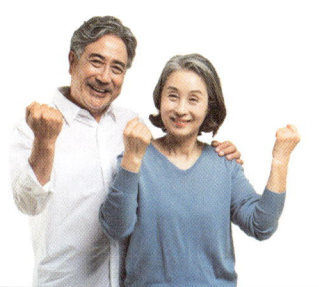

나의 다짐	오늘의 목표, 하고 싶은 일, 계획 등을 적어 주세요.

선생님께 부탁드리는 내용(보호자 작성)

식품별 소비기한

기억력 Lv 6

식품의 종류별 소비기한을 확인하고 아래 식품의 소비기한을 적어 주세요.

구 분	식품 종류	유통기한
1	우유	55일
2	액상커피	107일
3	치즈	250일
4	요구르트	30일
5	식빵	23일
6	냉동만두	10개월

*20초간 내용을 본 후 위의 내용을 가리고 5초 후 진행해 주세요.

구 분	식품종류	소비기한
1	요구르트	

소비기한
식품을 섭취해도 건강이나 안전에 이상이 없을 것으로 인정되는 최종 소비 기한

물에 비친 막대

시공간능력 Lv 6

막대가 물에 비친 모양을 색칠해 주세요.

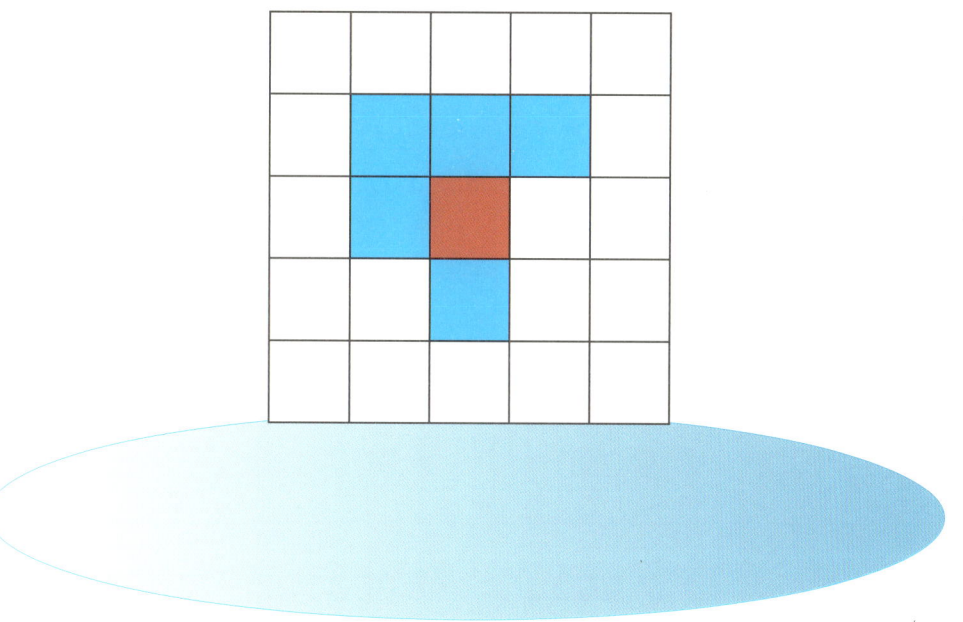

영화관 관람

계산능력 Lv 6

영화를 관람하려고 합니다. 아래 입장인원의 입장료를 적어 주세요.

구분	상영시간	성인	청소년	시니어 (65세 이상)	장애인
평일 (월~목)	조조	6,000	6,000	5,000	5,000
	일반	7,000	7,000	5,000	5,000
	프라임	9,000	8,000	5,000	5,000
	심야	7,000	7,000	5,000	5,000
주말 공휴일 (금~일)	조조	7,000	6,000	5,000	5,000
	일반	10,000	8,000	5,000	5,000
	프라임	11,000	9,000	5,000	5,000
	심야	9,000	8,000	5,000	5,000

구 분	구매 내역	결제가격
1	55세 2명, 67세 2명 평일 심야	

가스 안전 점검

언어능력 Lv 6

다음은 가정 내 가스안전에 관한 사항입니다.
공통으로 들어갈 단어를 적어 주세요.

1. 가스 불을 켜기 전에는 (   )을 열어 환기를 시킵니다.

2. 가스가 샐 때는 (   )과 출입문을 열고 충분히 환기를 시킵니다.

| 빈 칸에 들어갈 단어는 무엇일까요? | |

분리 배출

주의력 Lv 6

위, 아래 분리배출 핵심 4가지 내용 중 다른 것을 찾아 주세요.

1. 비운다
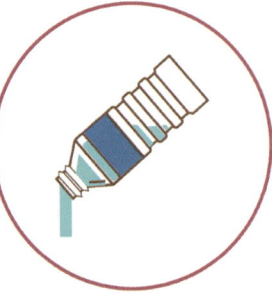
용기안의 내용물은 깨끗이 비웁니다.

2. 헹군다

용기안의 이물질을 깨끗이 세척합니다.

3. 분리한다
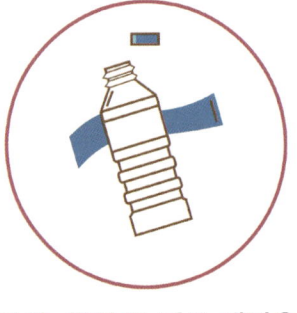
라벨, 뚜껑 등 다른 재질은 제거합니다.

4. 섞지 않는다
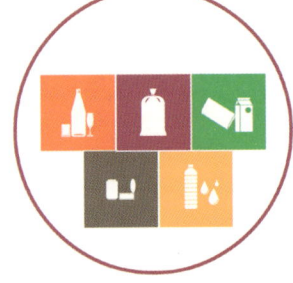
종류별, 재질별로 구분하여 배출합니다.

---

1. 비운다
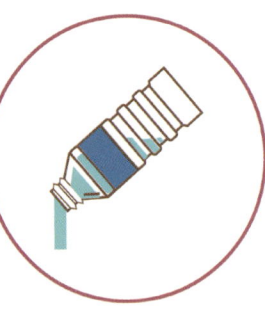
용기안의 내용물은 깨끗이 비웁니다.

2. 헹군다
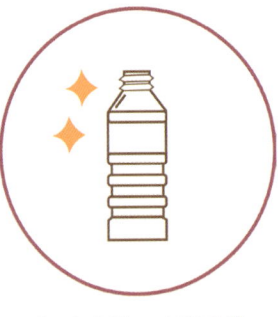
용기안의 이물질을 깨끗이 세척합니다.

3. 분리한다
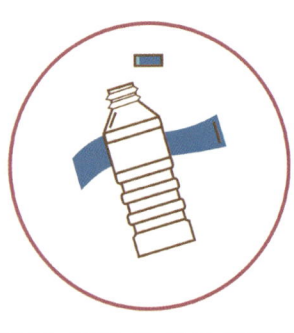
라벨, 뚜껑 등 다른 재질은 제거합니다.

4. 섞지 않는다
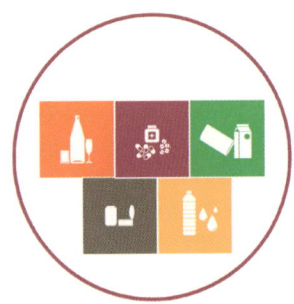
종류별, 재질별로 구분하여 배출합니다.

시계 바늘

수행기능 Lv 6

아래 시간 중에 큰 바늘과 작은 바늘이 가장 많이 벌어진 시계는 어느 것일까요?

| 07:00 | 12:00 |
| 18:00 | 22:00 |

| 시계 바늘이 가장 많이 벌어진 시계는 무엇일까요? | |

☐☐☐☐년 ☐☐월 ☐☐일 ☐요일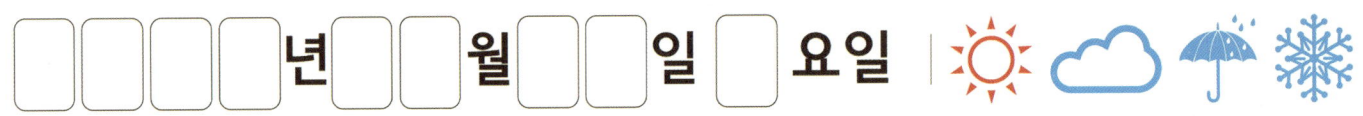

15일차

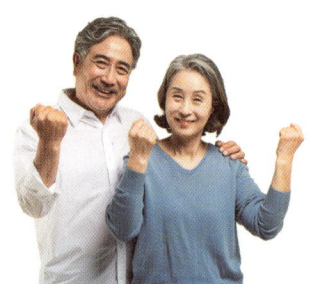

나의 다짐

오늘의 목표, 하고 싶은 일, 계획 등을 적어 주세요.

선생님께 부탁드리는 내용(보호자 작성)

디지털 도어락 열기 기억력 Lv 6

아래 현관 비밀번호를 기억하고, 아래 질문에 답해 주세요.

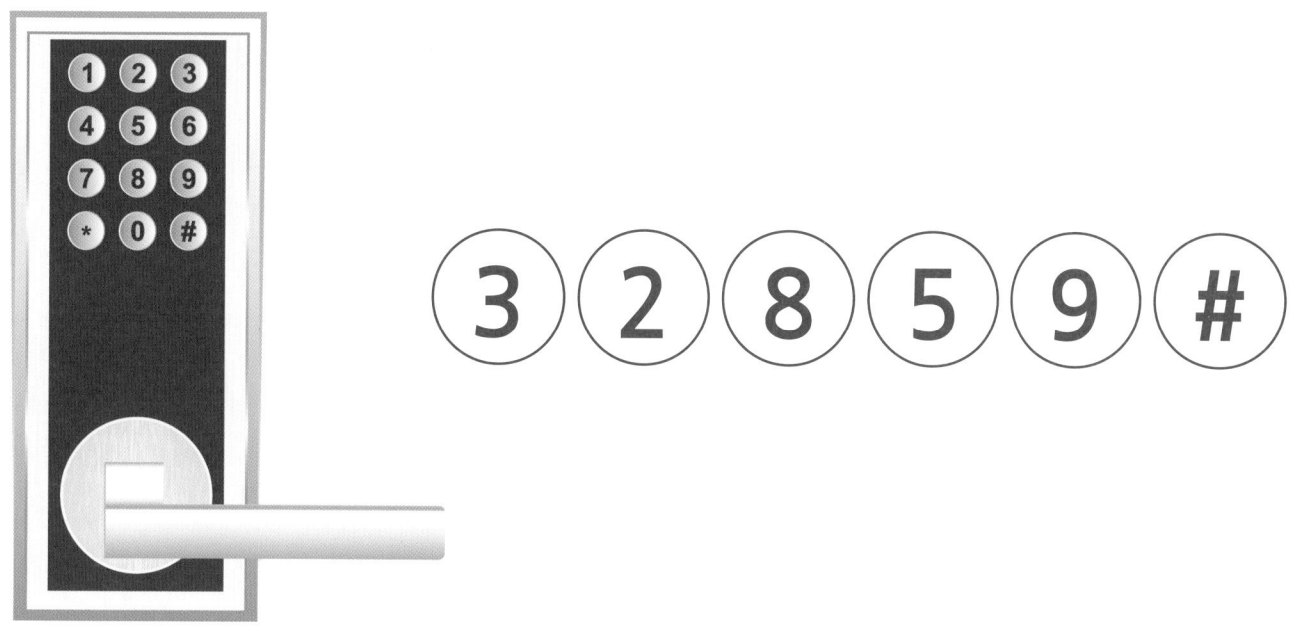

*20초간 내용을 본 후 위의 내용을 가리고 5초 후 진행해 주세요.

비밀번호를
순서대로
연결해 주세요.

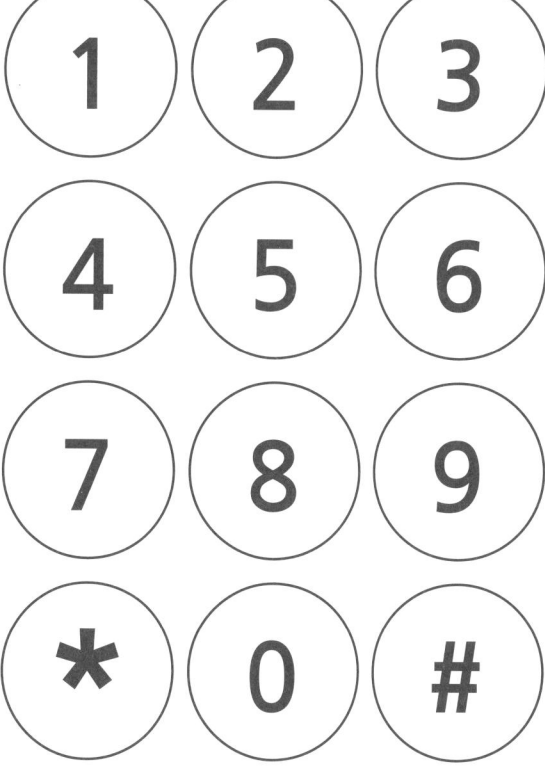

옆면 모양 맞추기

시공간능력 Lv 6

아래 그림을 우측면에서 바라본 모양을 찾아 ○표시해 주세요.

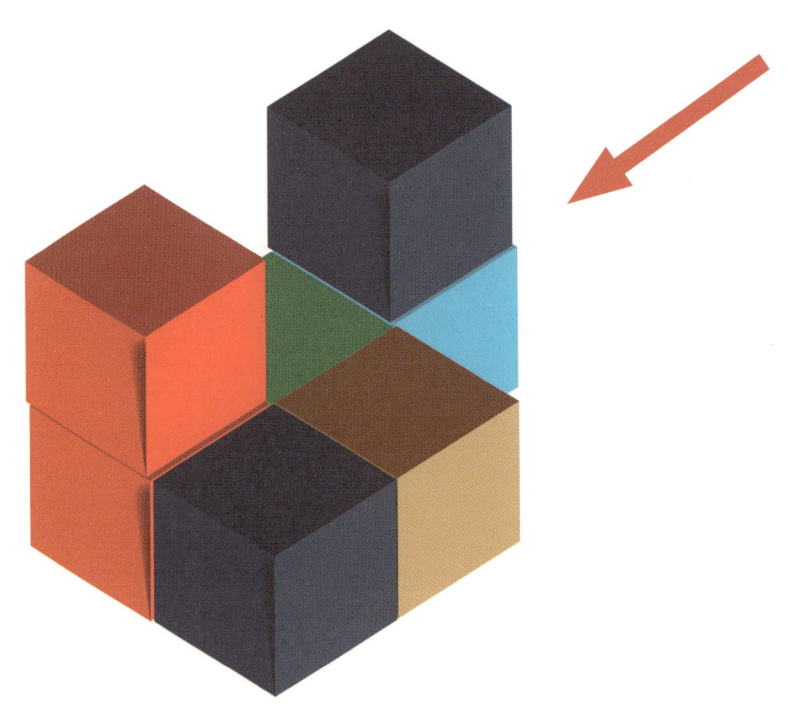

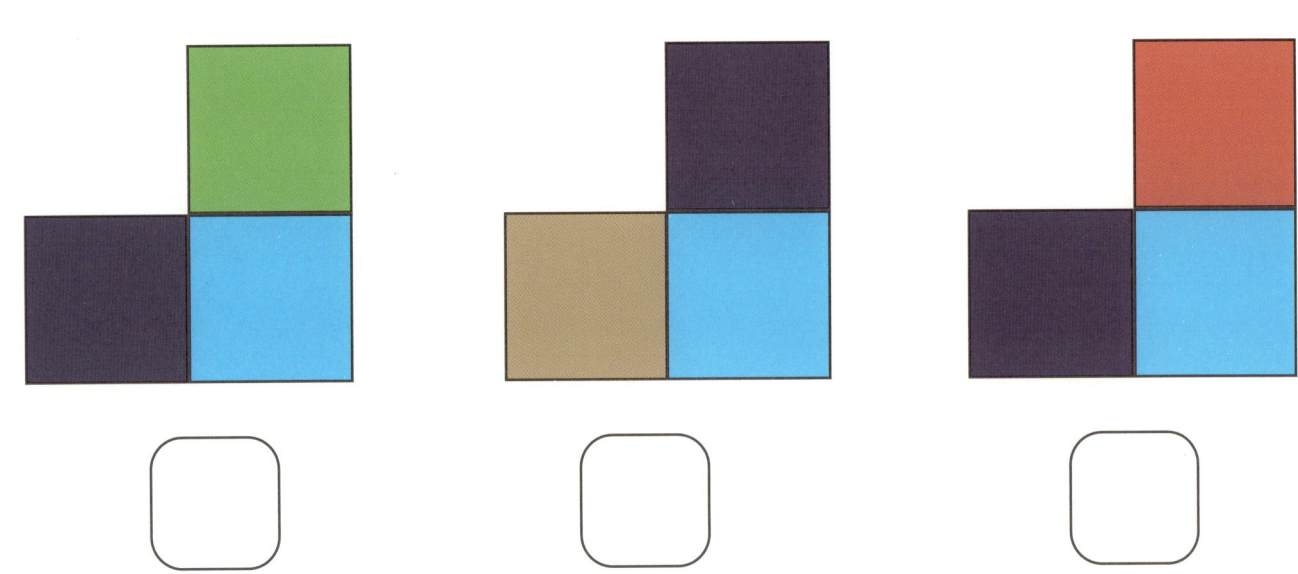

관리비 납입영수증

계산능력 Lv 6

아래 관리비 영수증을 보고 계산을 위해 1,000원 지폐, 100원 동전, 10원 동전이 몇 개씩 필요한지 적어 주세요.

일반관리비	18,360	정화조관리비	370
청소비	12,310	휘트니스사용료	10,000
경비비	20,120	화재보험료	260
승강기유지비	2,190	지능형 홈네트워크	150
수선유지비	7,050	수도료	18,640
음식물처리비	3,690		
승강기전기	2,620		
전기료	29,040		
소계	95,380	소계	29,420

1,000원 지폐		장
100원 동전		개
10원 동전		개

109

연관 단어

언어능력 Lv 6

다음 단어 뒤에 들어갈 수 있는 말을 찾아 써 주세요.

| 빨간 | |

	예) 사과
빨간	

같은모양 박스 찾기 주의력 Lv 6

아래 박스와 모양이 같은 박스를 찾아 주세요.

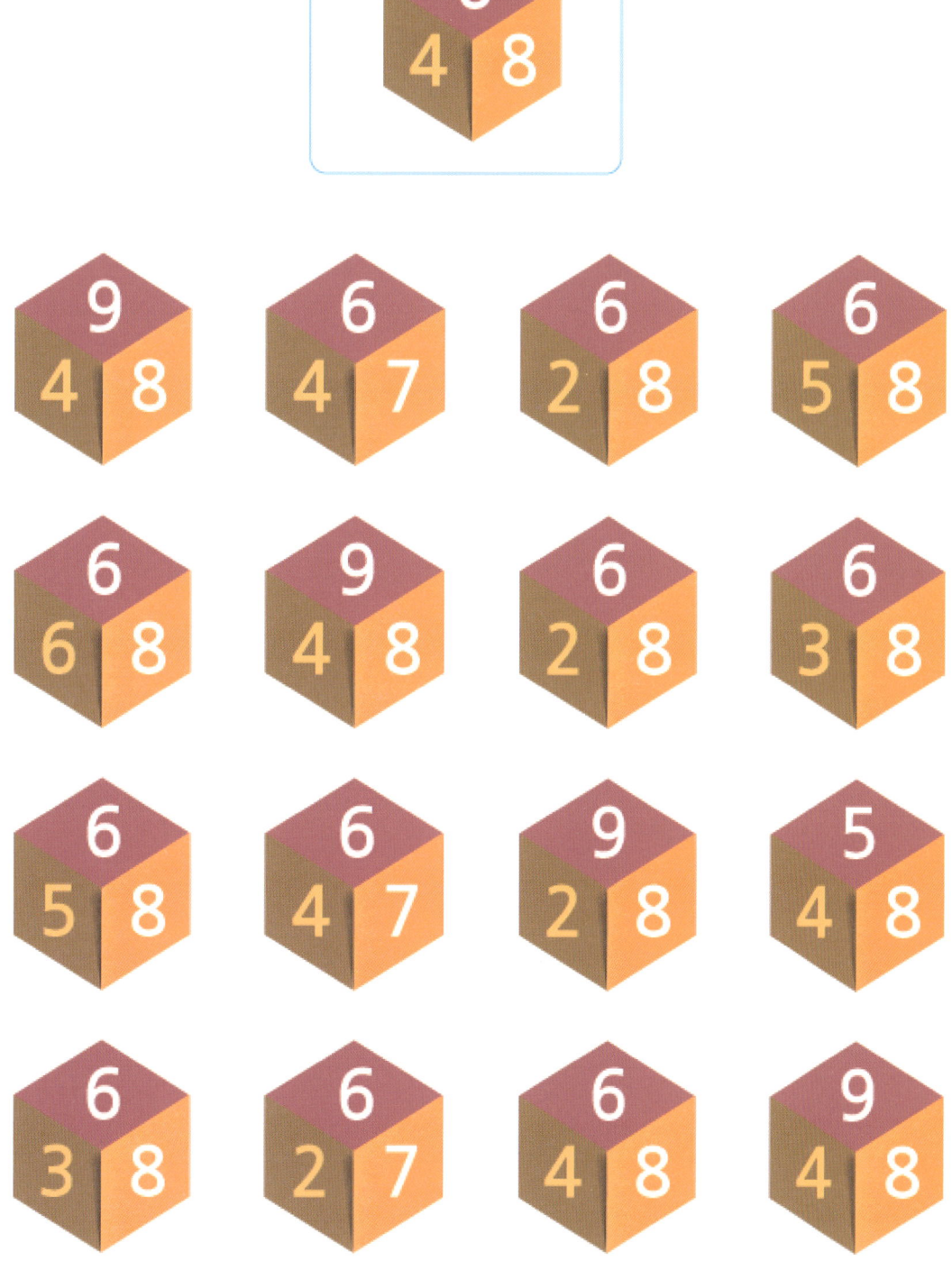

숫자 규칙 찾기

수행기능 Lv 6

아래 숫자에는 규칙이 있습니다. 규칙을 파악하여 빈 칸에 알맞은 숫자를 적어 주세요.

1111=41

1112=42

1113=43

1114=44

1115=45

문제	정답
1119 =	

주간활동점검

평가 Lv 6

이번 주 주요활동에 대해 간단히 적어 주세요.

구분		월			화			수			목			금		
공부하기	인지활동 (학습지, 독서, 일기쓰기)															
걷기 움직이기	설거지, 빨래, 청소, 운동															
규칙적인 식사	하루 3번 식사	아침	점심	저녁	아침	점심	저녁	아침	점심	저녁	아침	점심	저녁	아침	점심	저녁
규칙적인 투약	하루 3번 약 복용	아침	점심	저녁	아침	점심	저녁	아침	점심	저녁	아침	점심	저녁	아침	점심	저녁
개인위생	양치질, 씻기, 옷 갈아입기															
대화	말하기, 듣기, 감사표현															
사회활동	모임, 병원, 약국, 장보기, 은행 등 사회활동															
기억력	자주 쓰는 물건에 대한 기억															
기분상태	전반적인 기분 상태															

∗ 쓰기가 어려울 경우 ○, △, ✘로 표시해 주세요.

☐☐☐☐년 ☐☐월 ☐☐일 ☐요일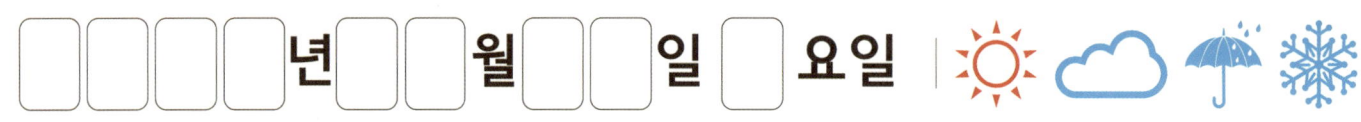

16일차

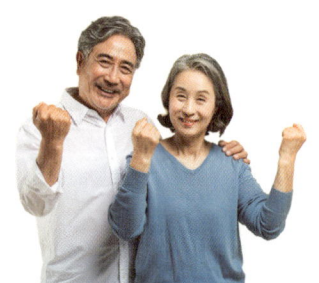

나의 다짐	오늘의 목표, 하고 싶은 일, 계획 등을 적어 주세요.

선생님께 부탁드리는 내용(보호자 작성)

암환자 의료비 지원

기억력 Lv 6

아래는 성인 암환자 의료비 지원사업입니다.
질문에 답해 주세요.

구분	내용	
사업개요	성인 암환자에게 최대 3년간 의료비 지원	
대상	1. 의료급여수급자 및 차상위계층 2. 건강보험대상자 3. 18세 이상 원발성 폐암환자	
건강보험료 기준	직장가입자	지역가입자
	96,000원	97,000원
지원 의료비	1. 의료급여수급자 : 연 최대 220만원 2. 건강보험대상자 : 연 최대 200만원 3. 폐암환자 : 연 최대 200만원	
신청방법	주소지 관할 보건소에 신청	

*20초간 내용을 본 후 위의 내용을 가리고 5초 후 진행해 주세요.

질문	답변
건강보험 지역가입자의 건강보험료 기준은 무엇인가요?	

같은 모양 찾기

시공간능력 Lv 6

아래 흑백 그림과 같은 모양을 찾아 ○ 표시해 주세요.

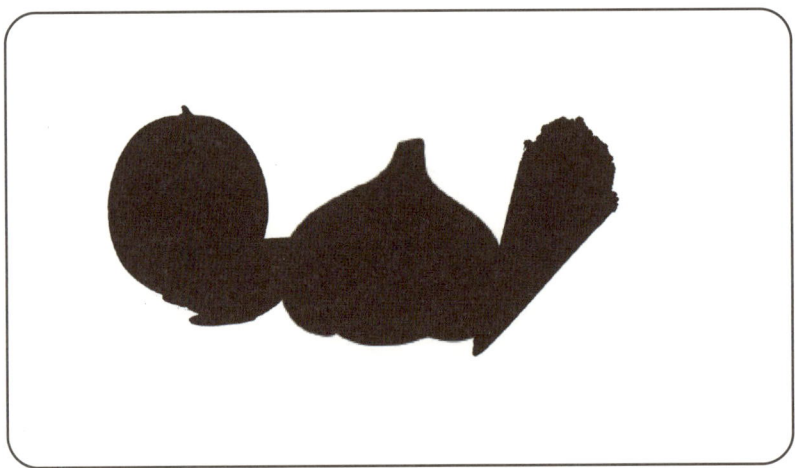

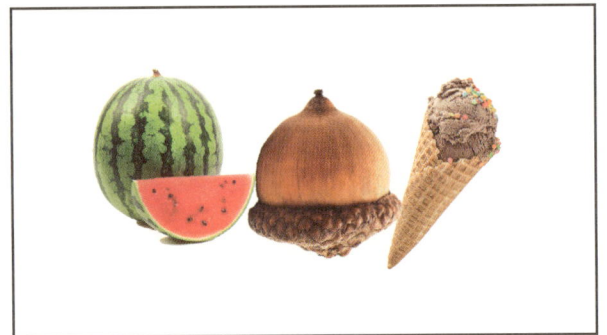

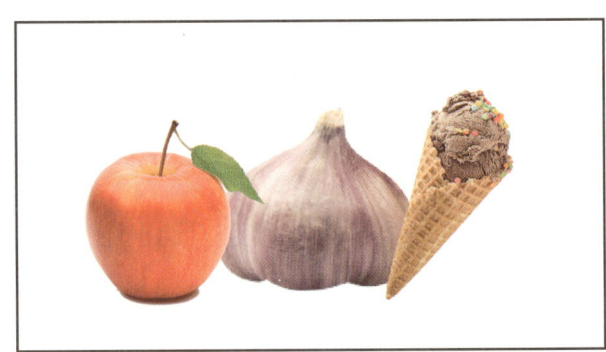

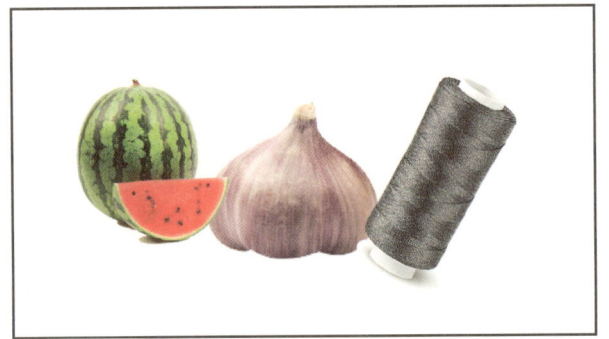

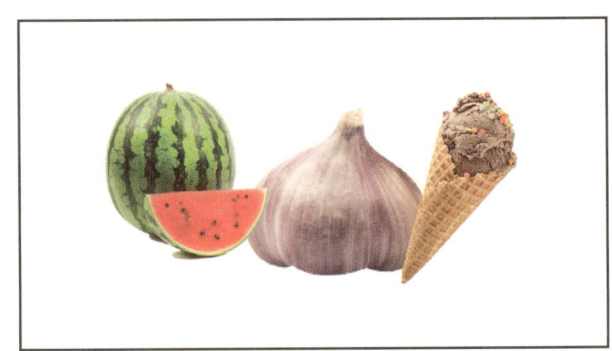

간장 가격 비교

계산능력 Lv 6

아래 간장의 용량, 갯수, 가격표가 있습니다.
아래 질문에 답해 주세요.

세제명	용량(L)	갯수	가격(원)
1	2	1	11,000
2	1	2	12,000
3	0.5	1	5,500
4	1	3	39,000
5	3	1	33,000
6	2.5	1	30,000
7	2.5	2	45,000

질문	답변
1L 당 가격이 가장 저렴한 간장은 몇 번인가요?	

심뇌혈관질환 예방수칙

아래 내용은 심뇌혈관질환 예방수칙입니다.
내용을 확인하고 빈 칸을 채워 주세요.

1. 금연은 필수
2. 금주하기
3. 음식은 싱겁게 골고루 먹고 채소와 생선을 충분히 섭취하기
4. 가능한 매일 30분 이상 운동하기
5. 적정 체중과 허리둘레 유지하기
6. ○○○○ 줄이고 즐거운 마음으로 생활하기
7. 정기적으로 혈압, 혈당, 콜레스테롤 측정하기
8. 고혈압, 당뇨병, 이상지질혈증 있다면 꾸준히 치료 및 관리하기
9. 뇌졸중, 심근경색 증상 숙지하고 발생 즉시 병원 가기(주변 병원 미리 파악)

문제	정답
빈 칸에 들어갈 단어는 무엇일까요?	

같은 곡식 찾기

주의력 Lv 6

아래 보기와 같은 그림을 찾아 ○ 표시해 주세요.

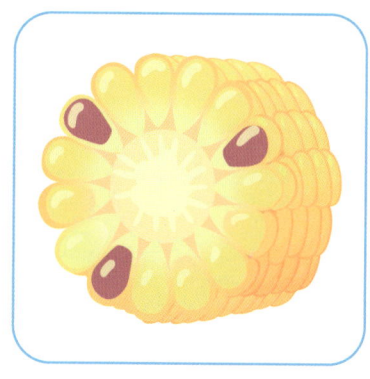

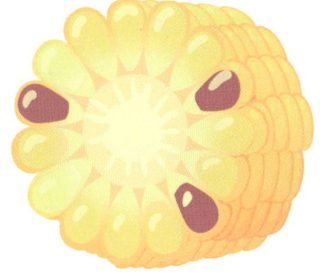 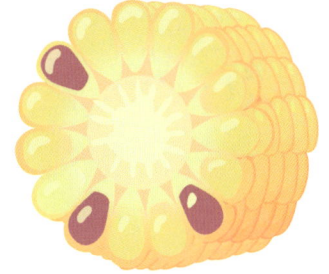 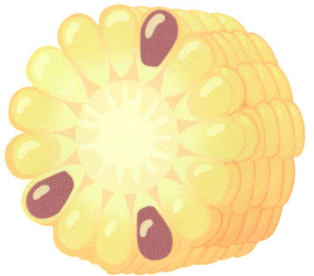

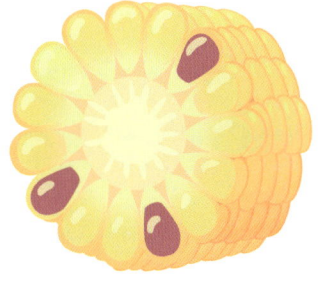 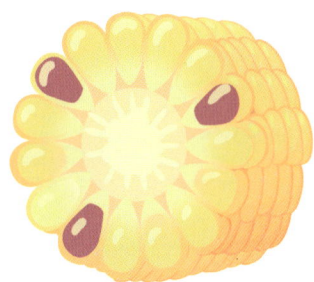 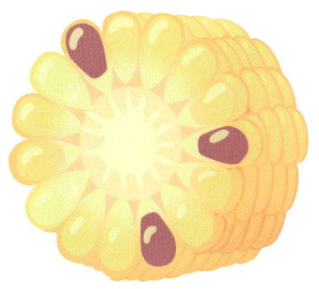

단어 규칙 찾기

아래 단어의 공통규칙을 찾아 아래 질문에 답해 주세요.

우리나라 = 1
대한민국 = 0
서울 = 1
대구 = 0
광주광역시 = 3

문제	정답
강원도 = ?	2

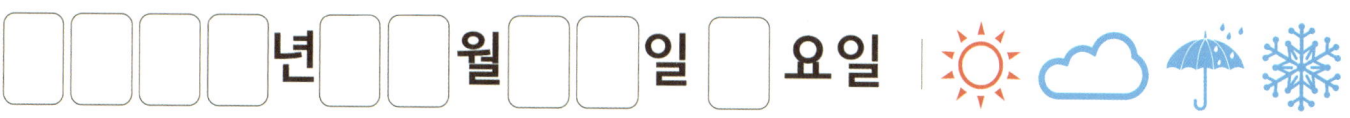

17일차

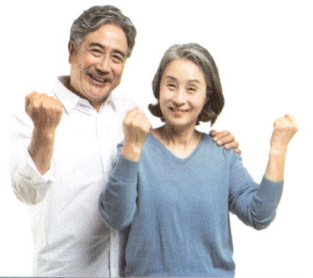

나의 다짐	오늘의 목표, 하고 싶은 일, 계획 등을 적어 주세요.

선생님께 부탁드리는 내용(보호자 작성)

심폐소생술

기억력 Lv 6

아래 내용은 심폐소생술 방법입니다.
질문에 답해 주세요.

단계	방법	비고
1	심정지 및 무호흡 확인	호흡이 있으면 심정지 아님
2	도움 및 119 신고 요청	주변사람에게 신고 요청
3	가슴압박 30회 시행	1분에 100~120회 속도
4	인공호흡 2회 시행	코를 막고 1초 동안 2회
5	가슴압박, 인공호흡 반복	119 인계 시 까지

*20초간 내용을 본 후 위의 내용을 가리고 5초 후 진행해 주세요.

구분	질문	답변
1	가슴압박은 1분에 몇 회 속도로 해야 할까요?	

거울에 비친 숫자

시공간능력 Lv 6

거울에 비친 숫자를 아래 빈 칸에 그려 주세요.

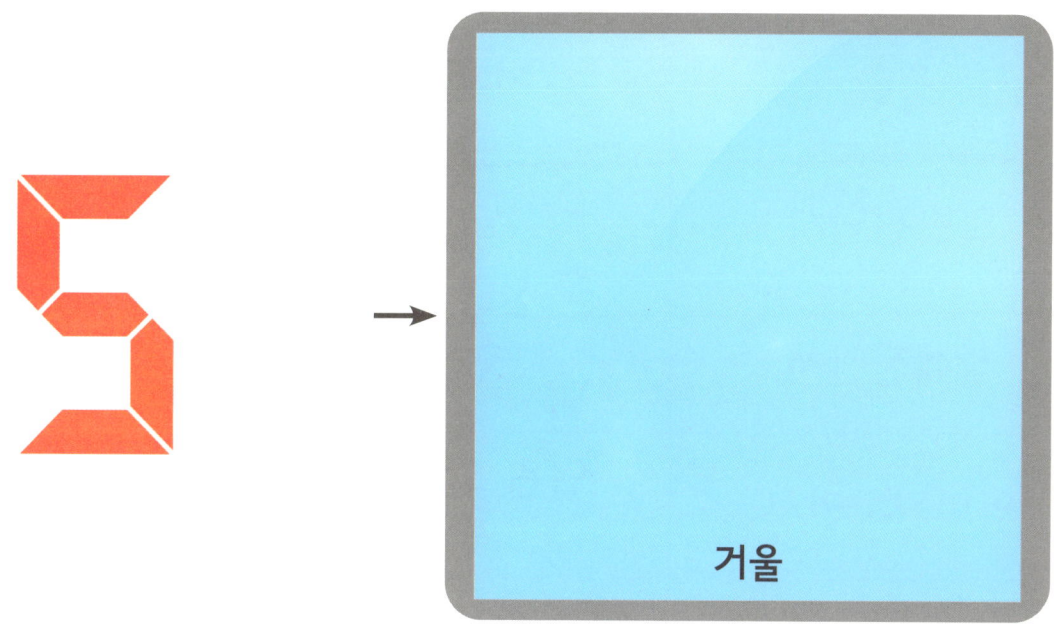

병원 진단서

계산능력 Lv 6

아래 내용은 병원 진단서 발급 비용입니다.
내용을 확인 후 아래 질문에 답해 주세요.

종류	기재사항	비용(원)
일반진단서	병명, 진단소견, 수술명	20,000
상해진단서		100,000(3주 이하) 150,000(3주 이상)
입퇴원확인서	입원,퇴원기간, 병명	3,000
통원확인서	병명, 통원치료기간	3,000
수술확인서	병명,수술명, 수술일	3,000

구분	질문	답변
1	보험 청구를 위해 일반진단서와 입퇴원확인서를 발급하려면 총 얼마를 계산해야 하나요?	

지역공동체 일자리사업

아래 내용은 지역공동체 일자리 사업에 관한 것입니다. 내용을 확인 후 빈 칸을 채워 주세요.

구분	내용
지원대상	1. 만18세 이상 근로 능력 있는 자 2. 2인이상 가구소득이 기준중위소득 65% 이하이며, 재산이 2억원 미만인 가구 구성원
선정기준	지자체 선발기준 점수표
지원내용	1. 1일(8시간 기준) 68,720원(시간당 8,590원) 2. 유급 주휴일 및 연차유급휴가 적용 3. 65세 미만은 1일 8시간 이내, 주40시간 이내 근무 4. 65세 이상은 1일 5시간 이내, 주25시간 이내 근무 5. 1일 간식비 5,000원 이내 별도 지급
신청방법	읍면동 주민센터 방문 신청

구분	질문	답변
1	지역공동체 일자리 사업의 지원대상은 2인이상 가구소득이 기준중위소득의 몇 %이하 인가요?	

같은 계산기 찾기

주의력 Lv 6

아래 계산기 중 보기와 같은 것을 찾아 ○표시해 주세요.

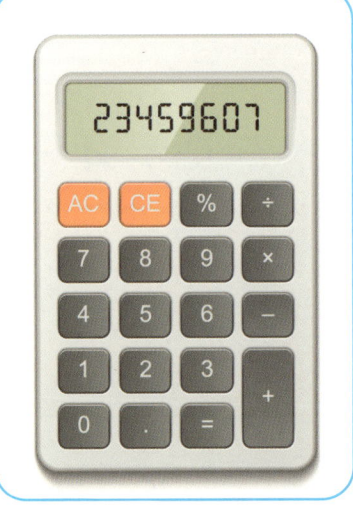

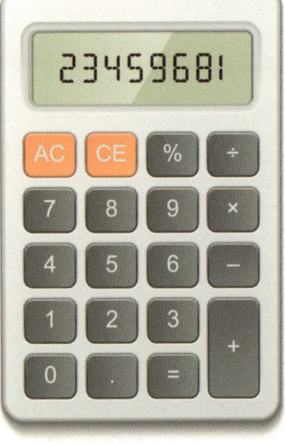
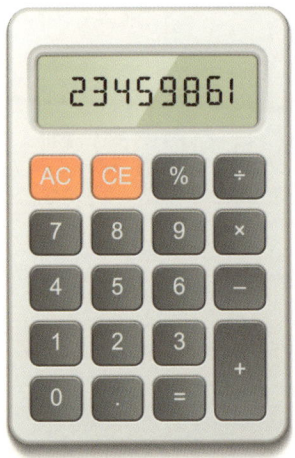
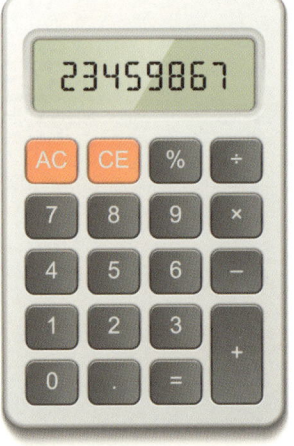

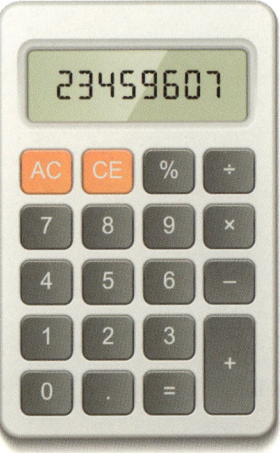
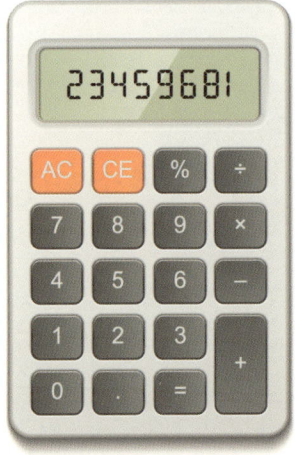

성냥 개비 계산

성냥개비 1개를 더해서 아래 등식이 성립되게 만들어 보세요. (단, 등호는 변형할 수 없습니다.)

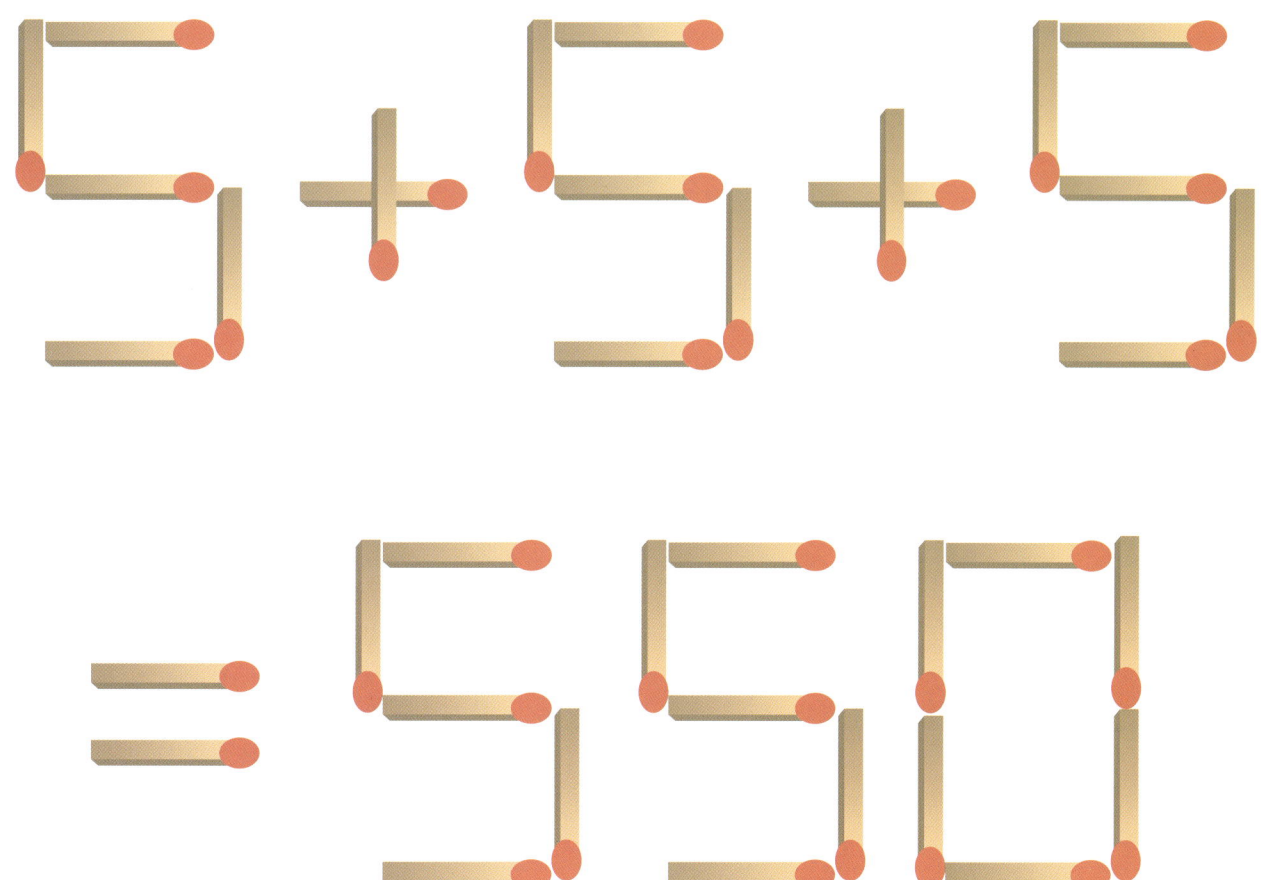

☐☐☐☐년 ☐☐월 ☐☐일 ☐요일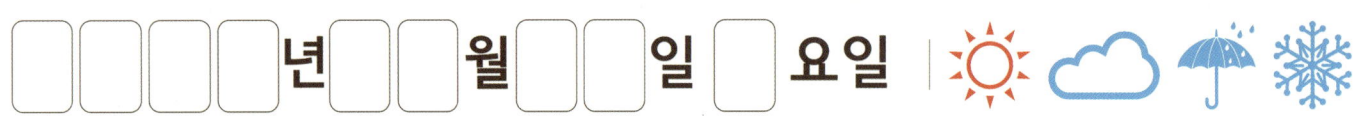

18일차

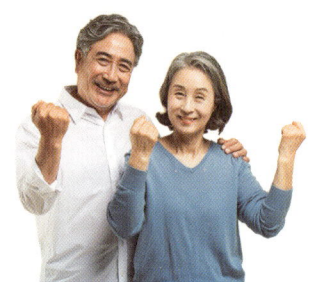

나의 다짐

오늘의 목표, 하고 싶은 일, 계획 등을 적어 주세요.

선생님께 부탁드리는 내용(보호자 작성)

심근경색

기억력 Lv 6

아래는 심근경색의 증상 및 응급조치입니다.
내용을 확인하고 빈 칸을 채워 주세요.

심근경색의 증상 및 응급조치	
1. 증상	1. 흉부압박감 2. 가슴중앙부 통증 지속 3. 어깨, 팔로 통증 방사 4. 두통, 오한, 호흡곤란, 실신
2. 응급조치	1. 니트로글리세린이 처방된 경우 혀 밑에 넣어줌 2. 목, 가슴, 허리부분의 의복을 느슨하게 함 3. 상체를 높게 해줌 4. 산소 투여 5. 편안한 자세 취함 6. 주위를 조용하게 함

＊20초간 내용을 본 후 위의 내용을 가리고 5초 후 진행해 주세요.

구분	질문	답변
1	심근경색의 두 번째 증상은 무엇인가요?	

동그라미 그리기

아래 보기와 같은 지점에 동그라미를 그려 주세요.

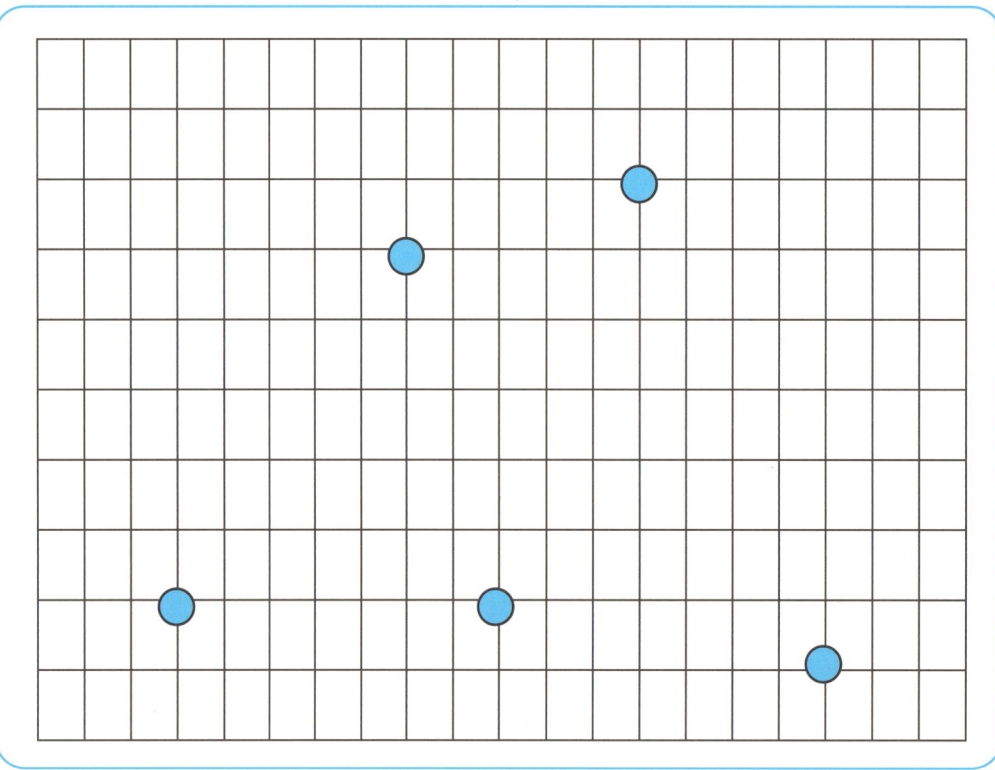

증명서 수수료

계산능력 Lv 6

주민센터에서 발급하는 증명서 수수료 안내입니다.
아래 질문에 답해 주세요.

증명서 종류	무인민원(원)	일반민원(원)
호적등본	-	1,000
호적초본	-	500
주민등록등본	0	200
주민등록초본	200	400
가족관계증명서	500	1,000
토지(임야)대장	400	500

구 분	증명서 발급 종류	수수료
1	가족관계증명서 2통(일반) 토지대장 2통(일반)	

겨울철 독감예방

언어능력 Lv 6

아래 내용은 겨울철 독감예방에 관한 것입니다.
내용을 확인 후 빈 칸을 채워 주세요.

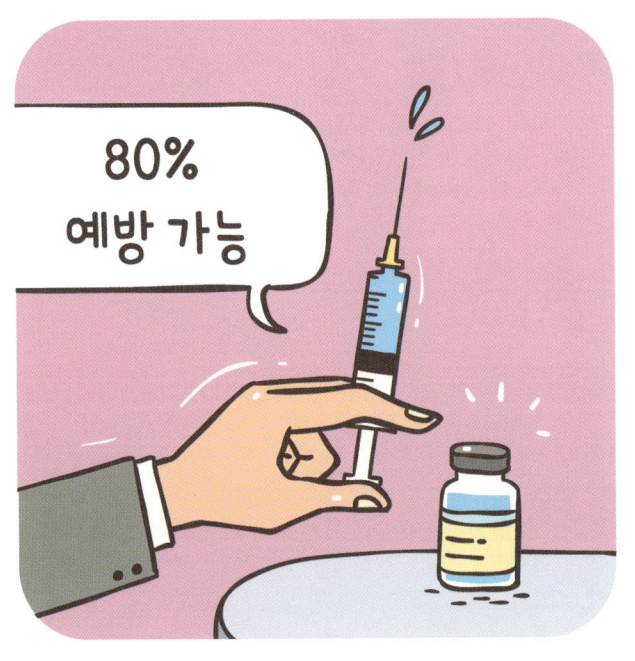

독감예방접종

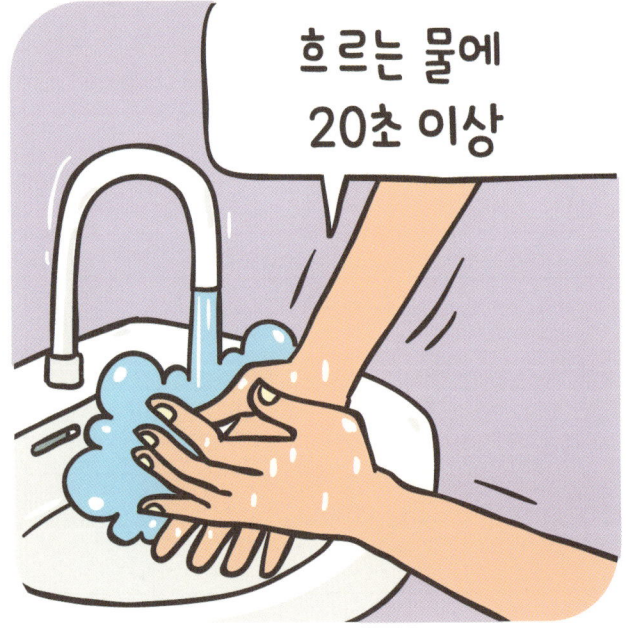

손씻기

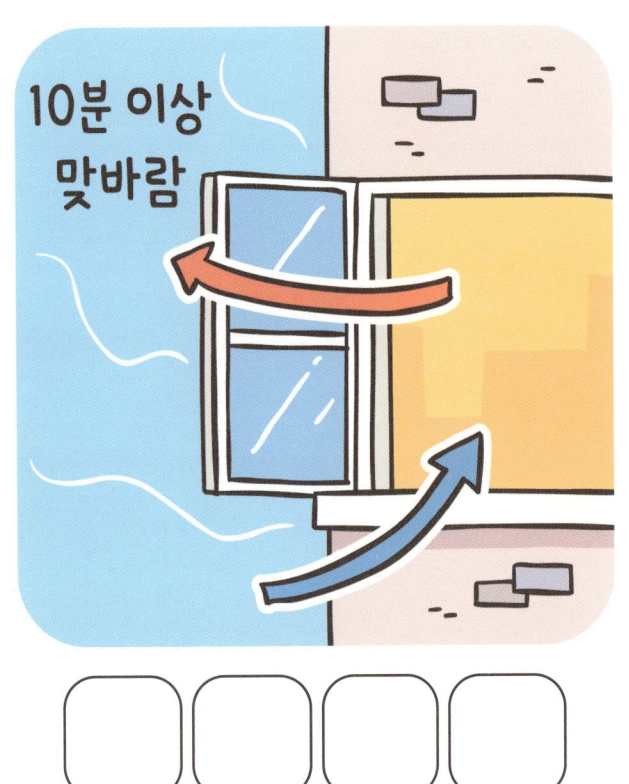

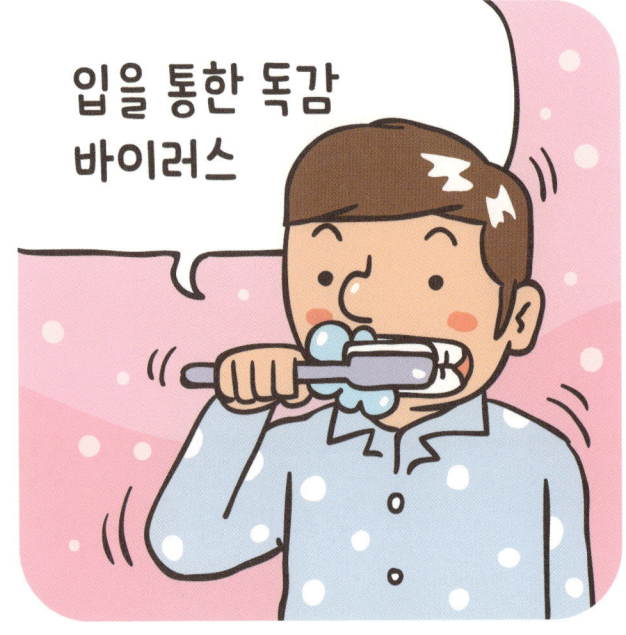

양치질

병원 개업 전단지

주의력 Lv 6

아래는 정형외과 개업 전단지입니다. 위, 아래 내용 중 다른 것을 찾아 ○ 표시해 주세요.

1월 5일 금요일 진료를 시작합니다.

진료과목 정형외과 | 통증의학과 | 신경외과 | 재활의학과

척추 관절 통증 클리닉

골다공증 검사 및 치료
연골주사 증식치료, 수액 주사 치료
도수 치료
수술 후 통증 증후군 치료
골절, 연부 조직 손상 치료

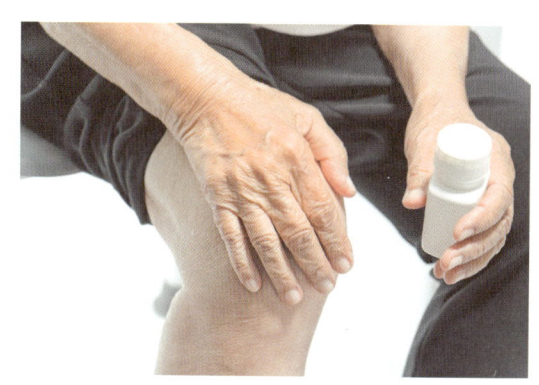

진료시간 평일 am 09:00 ~ pm 07:00 (토요일 am 09:00 ~ pm 02:00)

1월 5일 금요일 진료를 시작합니다.

진료과목 정형외과 | 통증의학과 | 신경외과 | 재활의학과

척추 관절 통증 클리닉

골다공증 검사 및 치료
연골주사 증식치료, 수액 주사 치료
신경 치료
수술 후 통증 증후군 치료
골절, 연부 조직 손상 치료

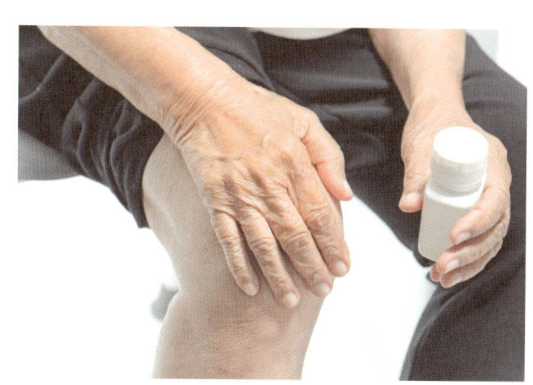

진료시간 평일 am 09:00 ~ pm 07:00 (토요일 am 09:00 ~ pm 02:00)

숫자 채우기

수행기능
Lv 6

아래 노란색 박스에 1부터 15까지 1씩 숫자가 증가하여 연결되도록 숫자를 채워 주세요.

보기

2	3	4	5
1		7	6

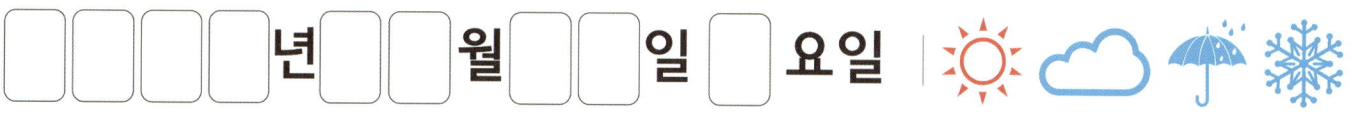

19일차

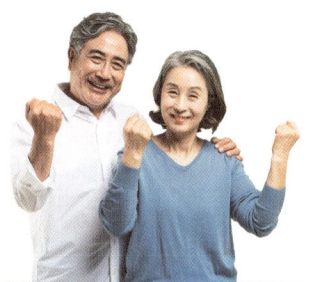

나의 다짐	오늘의 목표, 하고 싶은 일, 계획 등을 적어 주세요.

선생님께 부탁드리는 내용(보호자 작성)

소화기 사용법

기억력 Lv 6

아래는 소화기 사용법입니다.
내용을 확인 후 아래 질문에 답해 주세요.

순서	일반 소화기 사용방법	비고
1	소화기를 불이 난 곳으로 옮깁니다.	
2	손잡이 부분의 안전핀을 뽑아 주세요.	
3	바람을 등지고 서서 호스를 불 쪽으로 향하게 합니다.	
4	손잡이를 힘껏 움켜쥐고 빗자루로 쓸듯이 뿌립니다.	
5	1. 소화기는 잘 보이는 곳에 보관 2. 햇빛이나 습기에 노출되지 않도록 보관	보관 방법

*20초간 내용을 본 후 위의 내용을 가리고 5초 후 진행해 주세요.

구 분	질문	답변
1	소화기 사용방법의 두 번째는 무엇인가요?	

화살표 그리기

시공간능력 Lv 6

아래 보기와 같이 화살표를 그려 주세요.

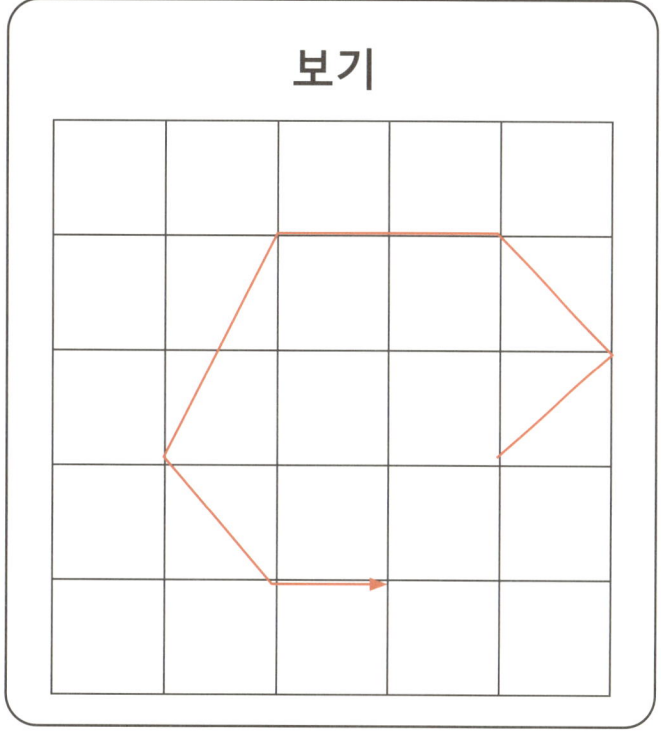

고속버스운행시간표

계산능력 Lv 6

아래 고속버스운행시간표를 보고 질문에 답해 주세요.

요금정보	
등급	요금정보(원)
프리미엄	23,700
우등고속	21,500
일반고속	14,600
심야프리미엄	26,000
심야우등	23,600
심야고속	16,000

시간표		
시간	등급	잔여석
13:00	우등고속	15
14:00	일반고속	2
15:00	프리미엄	23
16:00	우등고속	15
17:00	일반고속	2
18:00	프리미엄	39
19:00	우등고속	25
20:00	일반고속	1
21:00	프리미엄	20
22:00	심야프리미엄	25
23:00	심야우등	30

구분	질문	시간	결제가격
1	14:30에 터미널에 도착했습니다. 3명이 함께 가장 빠르게 출발하려면 몇 시 버스를 타야하며, 결제가격은 얼마인가요?		

가정 내 화재안전

언어능력 Lv 6

다음은 가정 내 화재안전 지침입니다. 내용을 확인 후 아래 질문에 답해 주세요.

구분	가정 내 화재안전 지침
1	거실과 주방 등에 '화재감지기'가 설치되어 있다.
2	소화기 사용법을 미리 숙지한다.
3	소화기가 가족이 잘 알고 있는 장소에 직사광선, 고온다습을 피해 비치되어 있다.
4	매월 소화기의 압력게이지가 '정상(◯◯)'을 가리키는지 확인하고, 안전핀 상태와 겉면 부식여부를 확인
5	인화성 물질을 화재 위험이 없는 곳에 별도로 보관

구분	질문	답변
1	소화기의 압력게이지가 정상이면 무슨 색인가요?	

틀린 눈금 찾기

주의력 Lv 6

위의 줄자와 다른 눈금을 찾아 아래 줄자에 ○ 표시해 주세요.

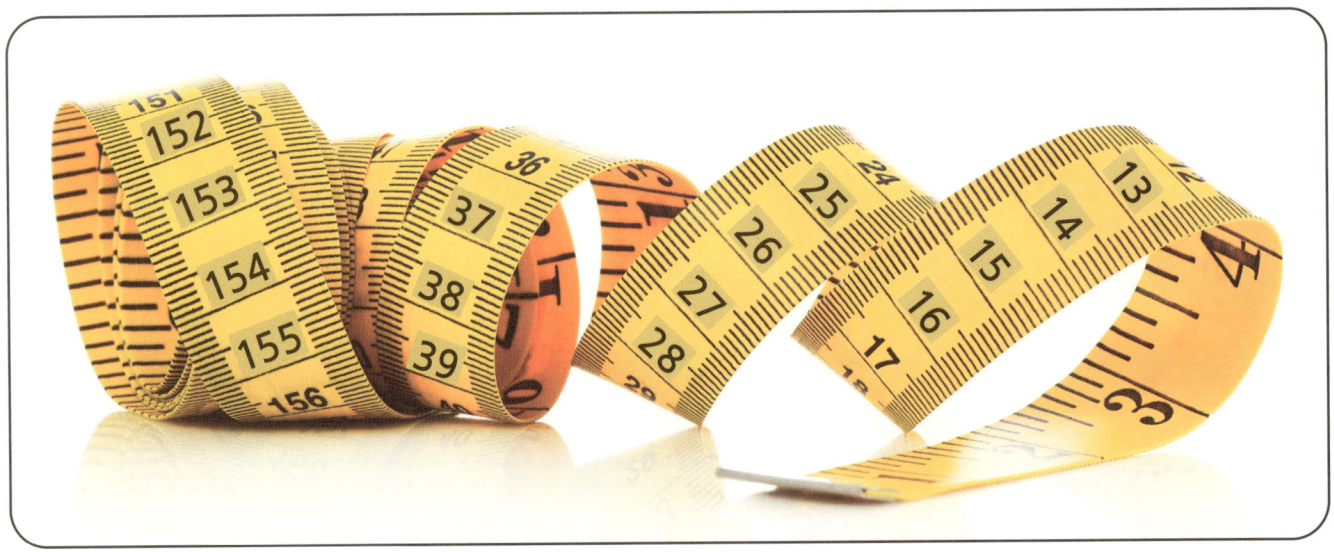

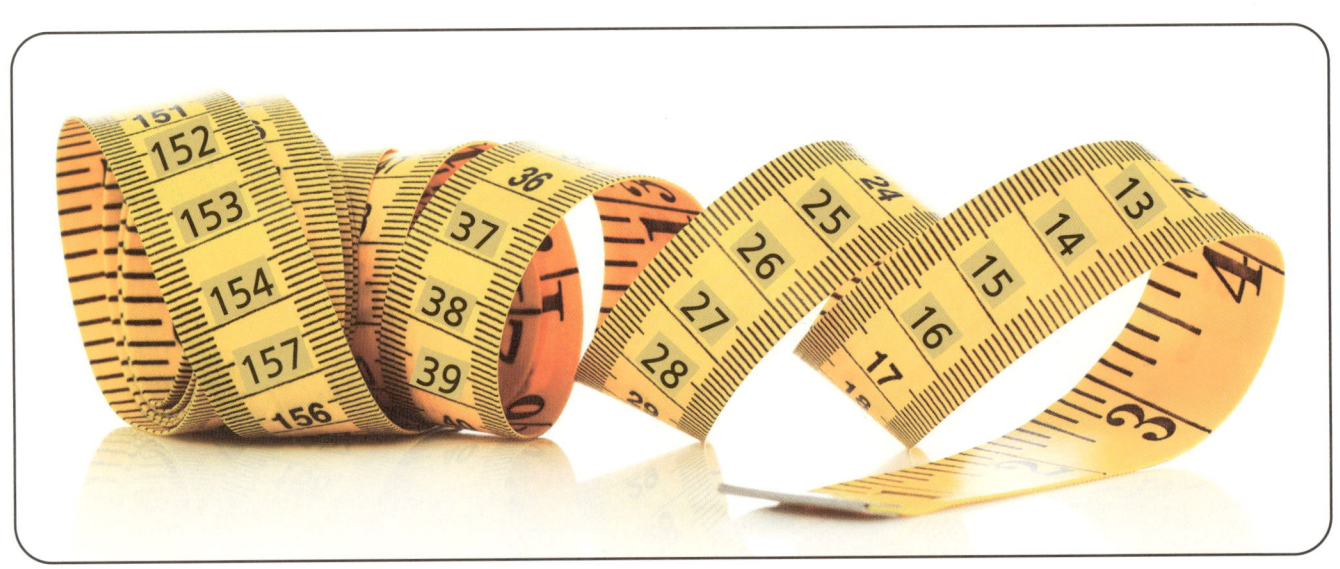

유통기한 확인

수행기능 Lv 6

아래는 식품별 유통기한입니다. 금일 날짜와 제조일자를 확인 후 유통기한이 지난 식품에 ○표시해 주세요.

구 분	식품 종류	유통기한
1	우유	10일
2	두부	14일
3	달걀	20일
4	요구르트	10일
5	식빵	3일
6	라면	5개월

금일 날짜		2021년 09월28일	
구 분	식품 종류	제조일자	유통기한이 지난 식품 표시
1	우유	2021년 09월 11일	
2	두부	2021년 09월 13일	
3	달걀	2021년 09월 5일	
4	요구르트	2021년 09월 17일	
5	식빵	2021년 09월 24일	
6	라면	2021년 03월 20일	

☐☐☐☐년 ☐☐월 ☐☐일 ☐요일

20일차

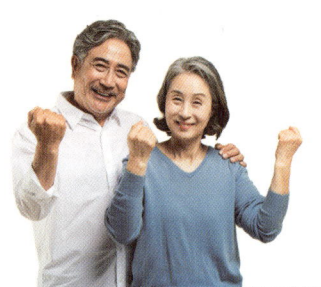

오늘의 목표, 하고 싶은 일, 계획 등을 적어 주세요.

나의 다짐

선생님께 부탁드리는 내용(보호자 작성)

지역사회 서비스 이용 기억력 Lv 6

**아래는 지역사회 서비스 이용 방법입니다.
내용을 확인하고 아래 질문에 답해 주세요.**

구분	서비스 내용	신청방법
취미, 여가, 교육	맞춤형 평생학습 프로그램 운영	지역 복지관, 평생학습센터
일자리	사회적 도움이 필요한 곳에 일자리 제공	지역 주민센터
치매진단	치매조기검진을 통한 체계적 치료·관리	치매안심센터
맞춤돌봄	일상생활 영위가 어려운 취약노인에게 돌봄서비스 제공	지역 주민센터

*20초간 내용을 본 후 위의 내용을 가리고 5초 후 진행해 주세요.

구분	질문	답변
1	일상생활 영위가 어려운 취약노인에게 제공하는 사회 서비스 이름은 무엇인가요?	

143

약도 그리기

위의 약도와 똑같이 아래에 그려 주세요.

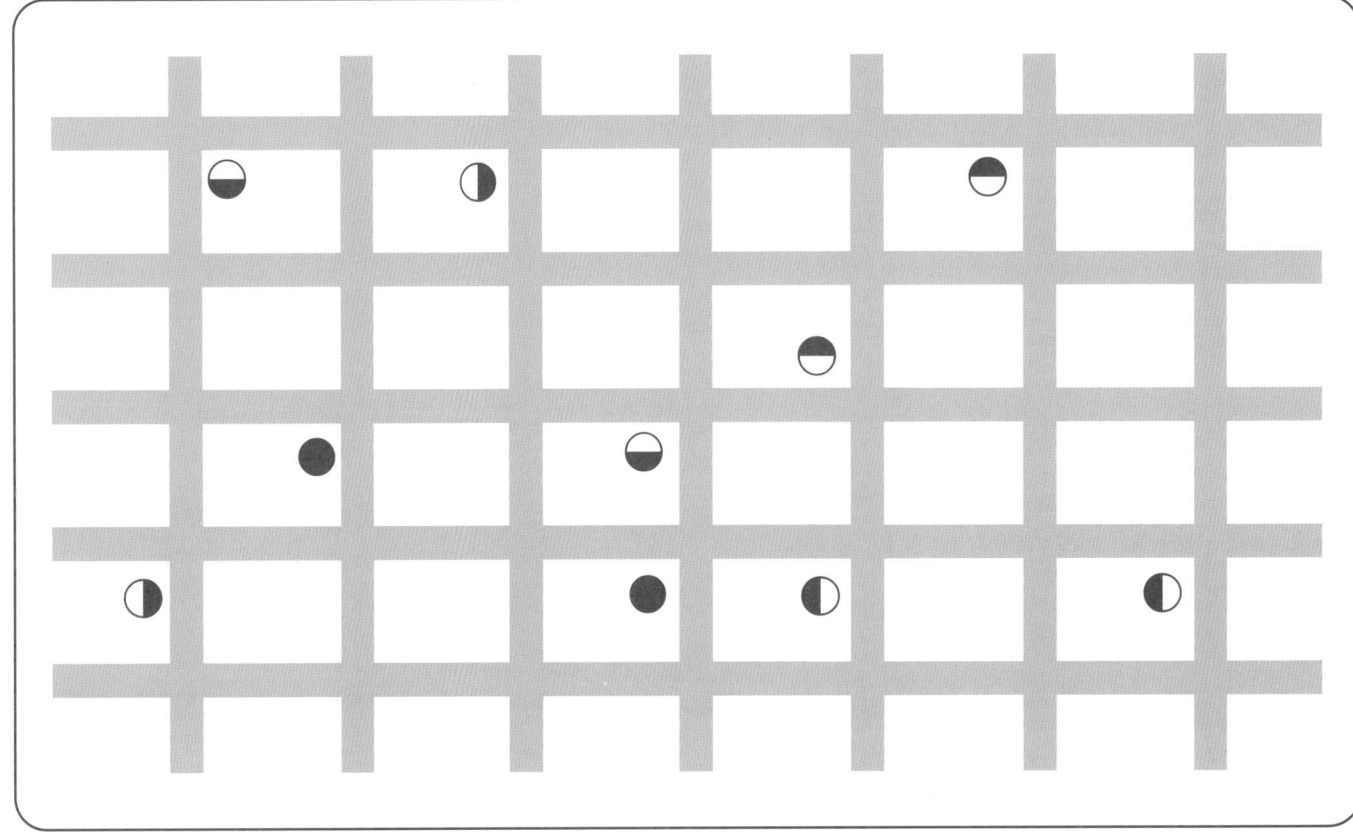

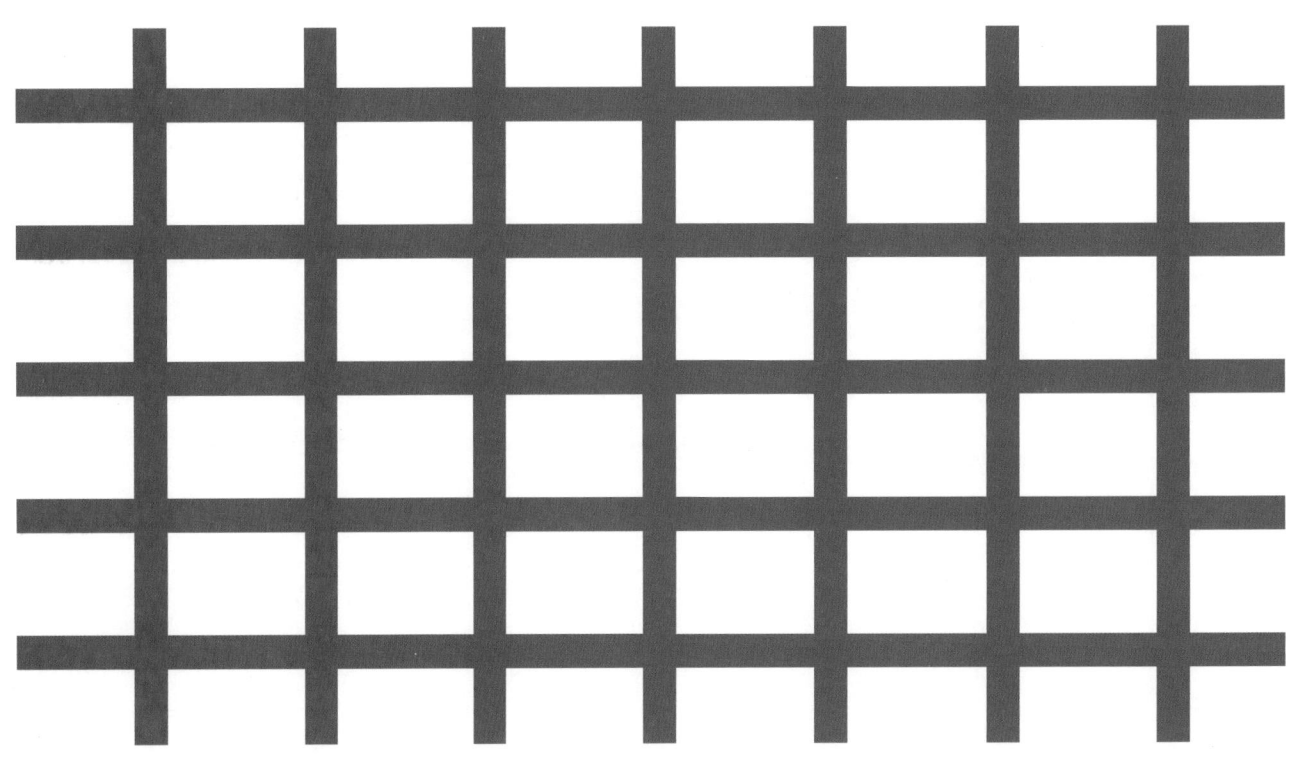

제주도 여행 경비

계산능력 Lv 6

아래는 2박3일 제주도 여행경비 계획입니다.
아래 질문에 답해 주세요.

2인 2박 3일 여행경비		
구분	여행경비(원)	비고
항공권	300,000	
숙박	500,000	
식비		7끼 기준
교통	200,000	
입장료	350,000	
계	1,476,000	

구분	질문	결제가격
1	2박3일간 인당 식비는 얼마인가요?	

심폐소생술

언어능력 Lv 6

아래 내용은 심폐소생술 방법입니다.
아래 질문에 답해 주세요.

단계	방법	비고
1	심정지 및 무호흡 확인	호흡이 있으면 심정지 아님
2	도움 및 119 신고 요청	주변사람에게 신고 요청
3	가슴압박 30회 시행	1분에 100~120회 속도
4	☐☐☐☐ 2회 시행	코를 막고 1초 동안 2회
5	가슴압박, 인공호흡 반복	119 인계 시 까지

구분	질문	답변
1	빈 칸에 들어갈 단어는 무엇일까요?	

영양정보 표시

주의력 Lv 6

아래는 식품 영양정보 표시입니다. 위의 표와 비교하여 다른 것을 찾아 아래 표에 ○ 표시해 주세요.

영양정보			총 내용량 620g 3/4컵(30g) 당 129kcal	
3/4컵당	1일 영양성분 기준치 비율		100g 당	
나트륨	120mg	6%	390mg	20%
탄수화물	23g	7%	76g	23%
당류	8g	8%	27g	27%
지방	3.2g	6%	11g	20%
콜레스테롤	0mg	0%	0mg	0%
단백질	2g	4%	6g	11%
1일 영양성분 기준치에 대한 비율(%)은 2,000kcal 기준이므로 개인의 필요 열량에 따라 다를 수 있습니다.				

영양정보			총 내용량 620g 3/4컵(30g) 당 129kcal	
3/4컵당	1일 영양성분 기준치 비율		100g 당	
나트륨	120mg	6%	390mg	20%
탄수화물	23g	7%	76g	23%
당류	8g	8%	27g	27%
지방	3.3g	6%	11g	20%
콜레스테롤	0mg	0%	0mg	0%
단백질	2g	4%	6g	11%
1일 영양성분 기준치에 대한 비율(%)은 2,000kcal 기준이므로 개인의 필요 열량에 따라 다를 수 있습니다.				

열량 소모량

수행기능 Lv 6

아래 음식을 먹었을 때 열량을 소모하기 위한 운동계획표를 만들어 주세요.

음식명	기준	열량(kcal)
수정과	1컵	267
식혜	1캔	238
밥	1공기	250
된장찌게	1인분	128
김치찌게	1인분	87
불고기	1인분	685

운동 종류 (30분)	열량 소모량(kcal)
빠르게 걷기	150
배드민턴	173
등산	196
줄넘기	228
축구	270
피구	120

구분	섭취한 음식	운동종류	시간	소모열량
1	밥 1공기, 김치찌게, 불고기 1인분을 먹었을 때 열량을 다 소모하려면 어떤 운동을 얼마나 해야 할까요? (30분 단위 실시)	빠르게 걷기	120분	600
		줄넘기		

주간활동점검 평가 Lv 6

이번 주 주요활동에 대해 간단히 적어 주세요.

구분		월			화			수			목			금		
공부하기	인지활동 (학습지, 독서, 일기쓰기)															
걷기 움직이기	설거지, 빨래, 청소, 운동															
규칙적인 식사	하루 3번 식사	아침	점심	저녁	아침	점심	저녁	아침	점심	저녁	아침	점심	저녁	아침	점심	저녁
규칙적인 투약	하루 3번 약 복용	아침	점심	저녁	아침	점심	저녁	아침	점심	저녁	아침	점심	저녁	아침	점심	저녁
개인위생	양치질, 씻기, 옷 갈아입기															
대화	말하기, 듣기, 감사표현															
사회활동	모임, 병원, 약국, 장보기, 은행 등 사회활동															
기억력	자주 쓰는 물건에 대한 기억															
기분상태	전반적인 기분 상태															

* 쓰기가 어려울 경우 ○, △, ✖로 표시해 주세요.

정답 및 해설　　　　1일차

7P. 노후긴급자금 대부사업(기억력)

[정답] 의료비

정답 갯수	배점	비고
1개	5점	

8P. 선 그림 만들기(시공간능력)

[정답] 2개 모두 똑같이 그리면 정답

정답 갯수	배점	비고
2개 모두 똑같이 그림	5점	
1개만 똑같이 그림	3점	

9P. 입출금 하기(계산능력)

[정답] 계좌번호, 금액(838,000원), 예금주 3개 모두 맞으면 정답

정답 갯수	배점	비고
3개	5점	
2개	3점	
1개	1점	

10P. 생활안전(언어능력)

[정답] 세번째 선택, 미끄럼 주의

정답 갯수	배점	비고
1개	5점	

정답 및 해설　　　　　　1일차

11P. 마트 광고 전단지(주의력)

[정답] 한우 1등급 등심 구이용 가격(25,900원 ⋯▶ 25,880원)

정답 갯수	배점	비고
1개	5점	

12P. 지하철 이용(수행기능)

[정답]
출발역 : 교대/ 환승역 : 사당/ 도착역 : 대공원

정답 갯수	배점	비고
3개	5점	
2개	3점	
1개	1점	

정답 및 해설　　2일차

14P. 긴급복지지원제도(기억력)

[정답] 방임, 유기, 학대

정답 갯수	배점	비고
3개	5점	
2개	3점	
1개	1점	

15P. 길 찾기(시공간능력)

[정답] 모두 똑같이 그리면 정답

정답 갯수	배점	비고
모두 똑같이 그림	5점	

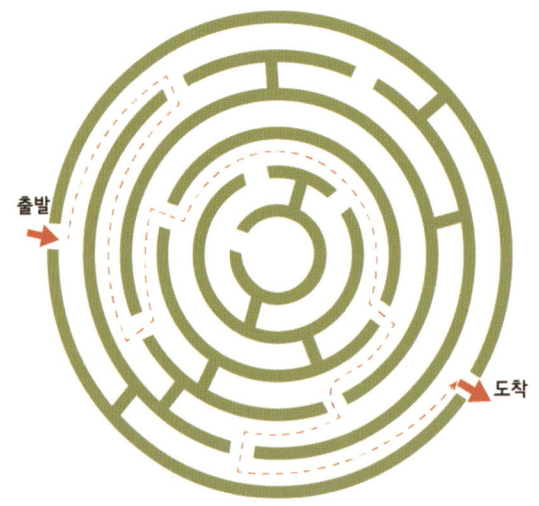

16P. 생계급여(계산능력)

[정답] 생계급여 = 급여기준(897,594원) - 소득인정액(343,600원) = 553,994원

정답 갯수	배점	비고
1개	5점	

정답 및 해설　　　　2일차

17P. 다른 종류 찾기(언어능력)

[정답]
많은 종류의 이름 : 주방기기(용품)
종류가 다른 것의 이름 : 프린터

정답 갯수	배점	비고
2개	5점	
1개	3점	

18P. 같은 음식 찾기(주의력)

[정답] 아래 그림 참조

정답 갯수	배점	비고
1개	5점	

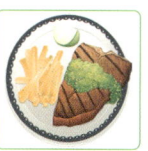

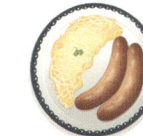 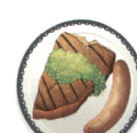 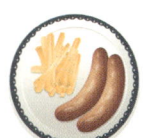

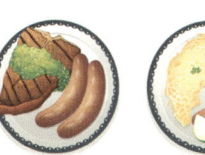 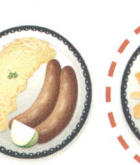 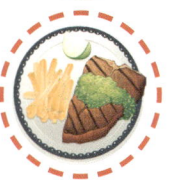

19P. 자음 찾기(수행기능)

[정답]
'ㄷ'의 갯수 = 5
'ㄹ'의 갯수 = 5
합 = 10

정답 갯수	배점	비고
3개	5점	
2개	3점	
1개	1점	

정답 및 해설

3일차

21P. 바지락 칼국수(기억력)

[정답] 찬물에 행군 칼국수 넣기

정답 갯수	배점	비고
1개	5점	

22P. 그림 퍼즐(시공간능력)

[정답] 3개 모두 정확하면 정답

정답 갯수	배점	비고
3개	5점	
2개	3점	
1개	1점	

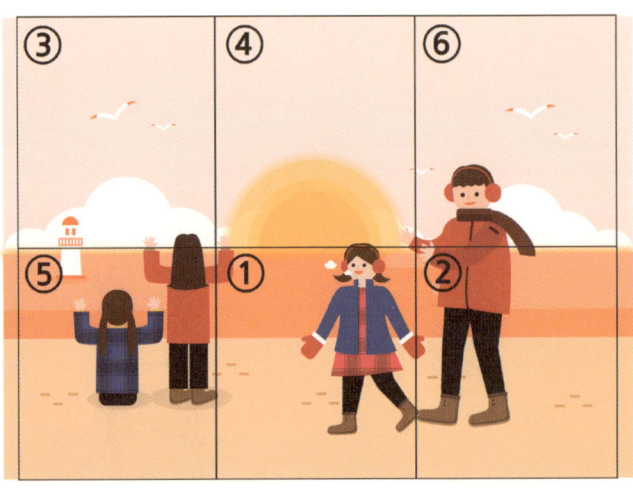

23P. 채소 구매(계산능력)

[정답] 양배추 500g(4,500원) + 오이 200g(2,600원) + 풋고추 100g(1,300원) = 8,400원

정답 갯수	배점	비고
1개	5점	

정답 및 해설　　　　3일차

24P. 단어 퍼즐(언어능력)

[정답]
열무, 고추, 미나리, 생강

정답 갯수	배점	비고
3개 이상	5점	
2개	3점	
1개	1점	

25P. 틀린 그림 찾기(주의력)

[정답] 아래 그림 참조

정답 갯수	배점	비고
5개 이상	5점	
4개	4점	
3개	3점	
2개	2점	
1개	1점	

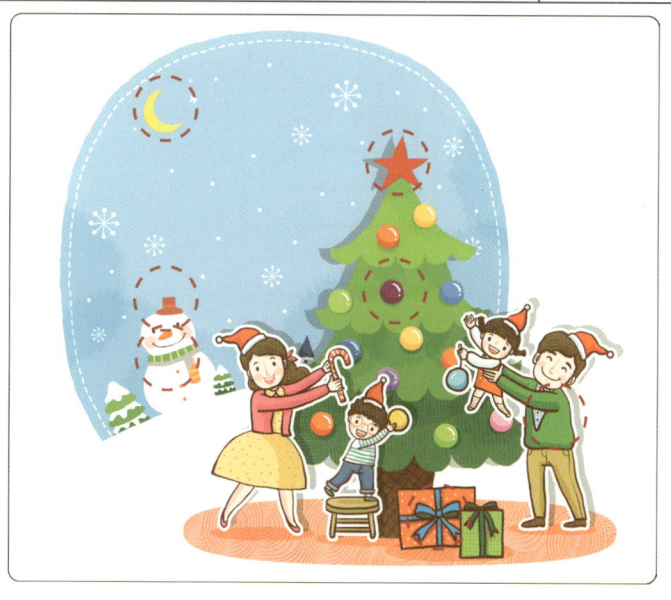

정답 및 해설

3일차

26P. 사회적 거리두기(수행기능)

[정답] 아래와 같으면 정답

정답 갯수	배점	비고
1개	5점	

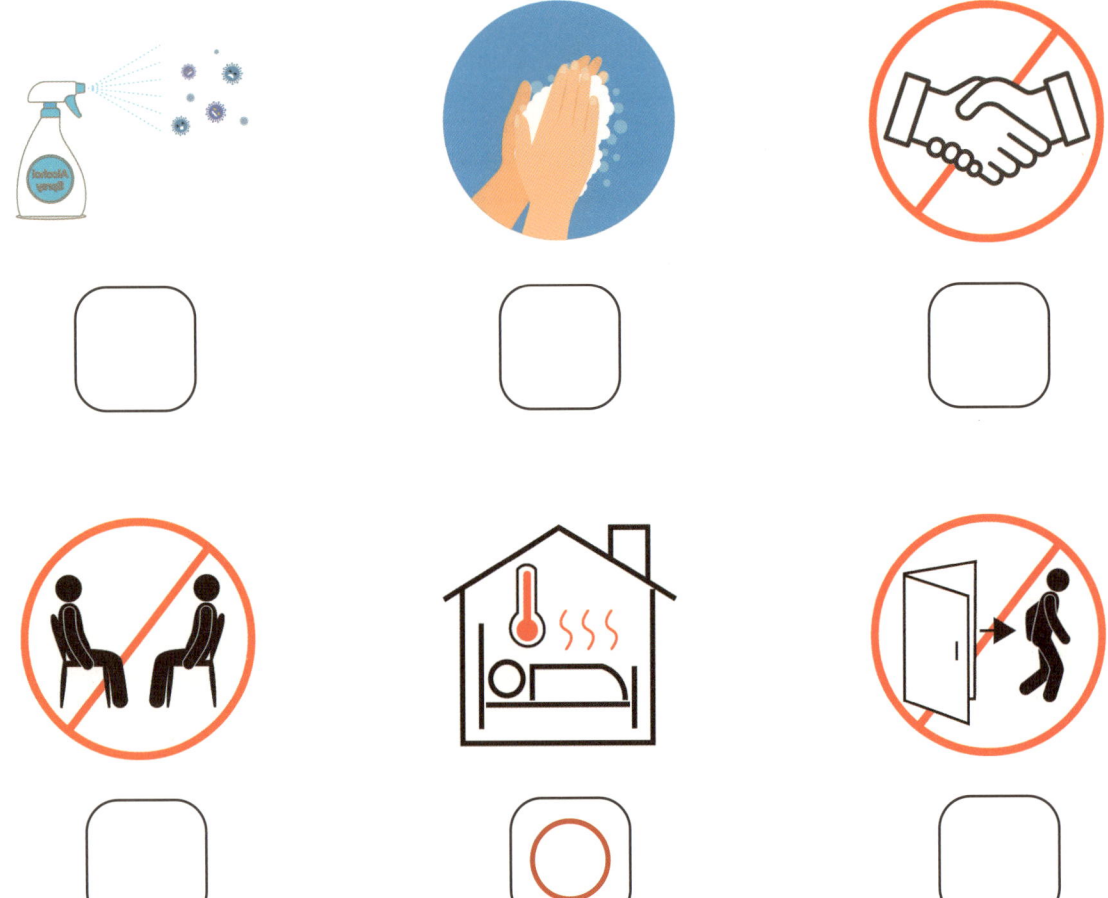

정답 및 해설

4일차

28P. 꽃 종류(기억력)

[정답] 여름꽃 : 수국, 도라지꽃 / 가을꽃 : 국화

정답 갯수	배점	비고
2개	5점	
1개	3점	

29P. 막대 회전하기(시공간능력)

[정답] 모두 정확히 그리면 정답

정답 갯수	배점	비고
정확히 그리면 정답	5점	

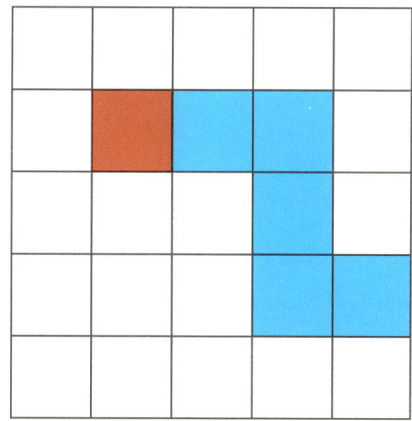

30P. 경주 문화 관광(계산능력)

[정답] 어른7명×(3,000+6,000+2,000)+어린이5명×(1,000+3,000+500)=99,500원

정답 갯수	배점	비고
1개	5점	

정답 및 해설

4일차

31P. 신체 부위 이름(언어능력)

[정답]
① 무릎 ② 허벅지 ③ 허리 ④ 복부

정답 갯수	배점	비고
3개 이상	5점	
2개	3점	
1개	1점	

32P. 길만들기(주의력)

[정답] 모두 정확히 그리면 정답

정답 갯수	배점	비고
정확히 그리면 정답	5점	

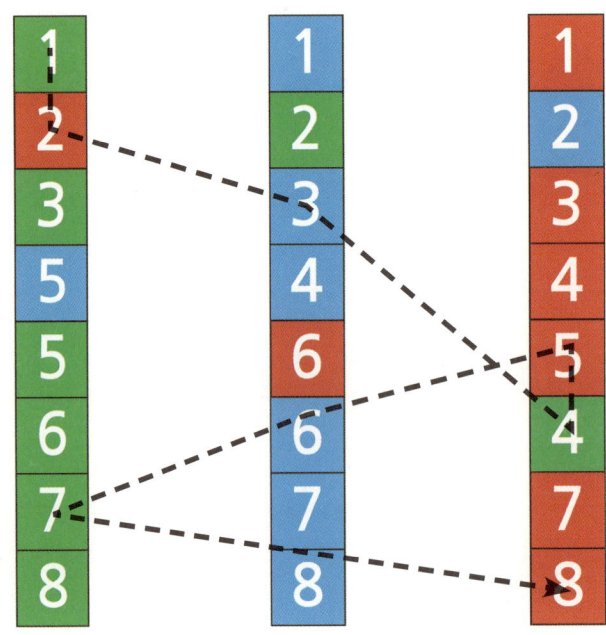

정답 및 해설 4일차

33P. 단어 찾기 (수행기능)

[정답]
'오이'의 갯수 = 7
'고추'의 갯수 = 7
합 = 14

정답 갯수	배점	비고
3개	5점	
2개	3점	
1개	1점	

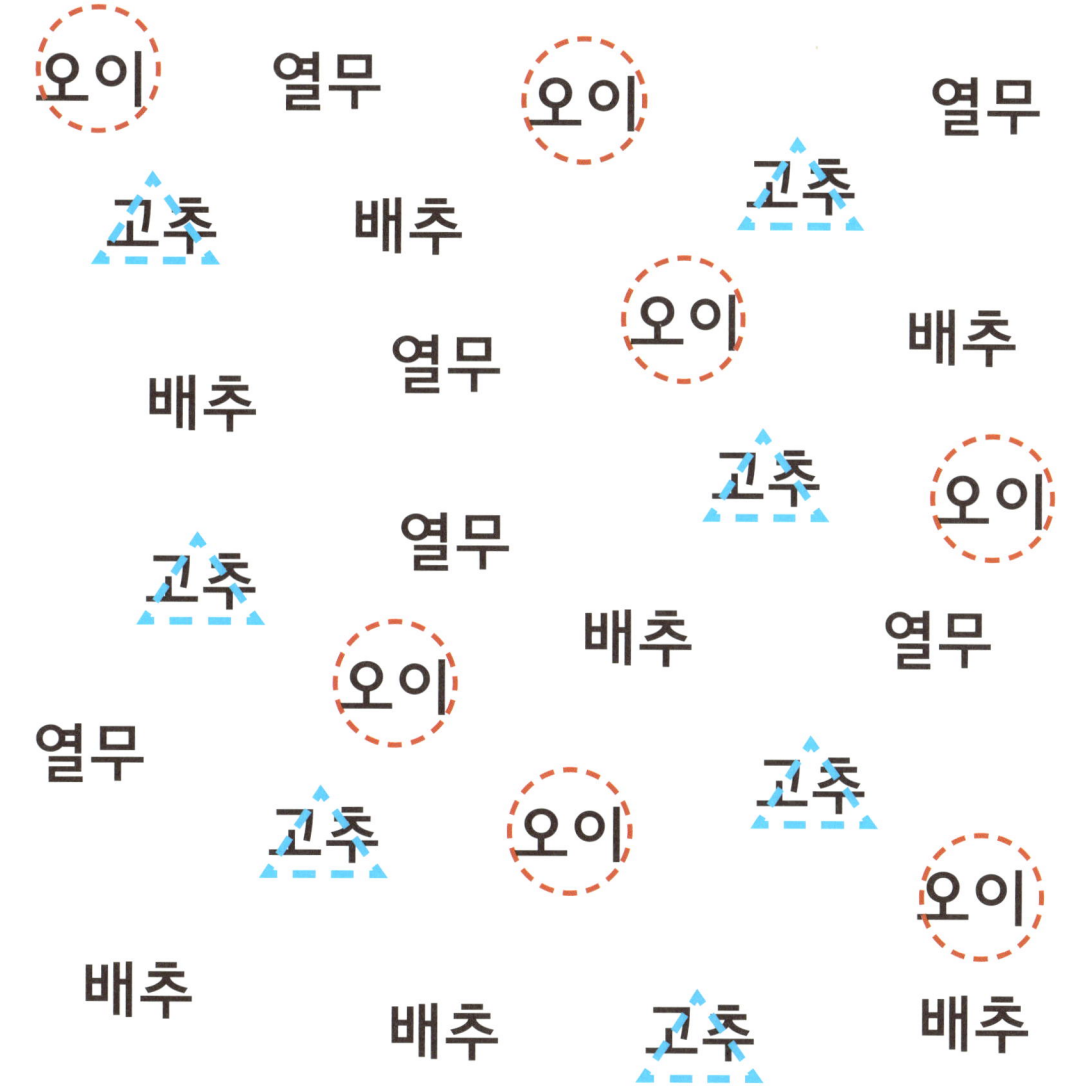

159

정답 및 해설　　　5일차

35P. 복약 지도(기억력)

[정답] 1일 2회 투여(아침·저녁)

정답 갯수	배점	비고
1개	5점	

36P. 박스 갯수 맞추기 (시공간능력)

[정답] 9개

정답 갯수	배점	비고
1개	5점	

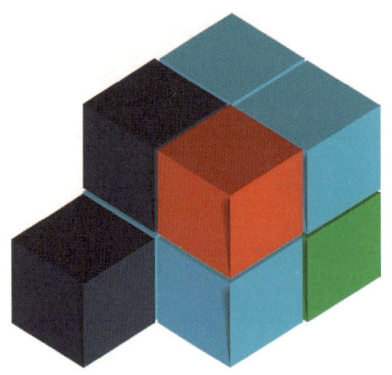

37P. 분식집에서 주문하기(계산능력)

[정답] 1,650 + 5,200×2 + 2,450×2 = 16,950원
　　　 1,000원 지폐 : 16장/ 100원 동전 : 9개/ 10원 동전 : 5개

정답 갯수	배점	비고
3개	5점	
2개	3점	
1개	1점	

정답 및 해설

5일차

38P. 기념일(언어능력)

[정답]
① 추석 ② 정월대보름 ③ 식목일 ④ 설날

정답 갯수	배점	비고
3개 이상	5점	
2개	3점	
1개	1점	

39P. 숫자 규칙 칠하기(주의력)

[정답] 모두 정확히 그리면 정답

정답 갯수	배점	비고
정확히 그리면 정답	5점	

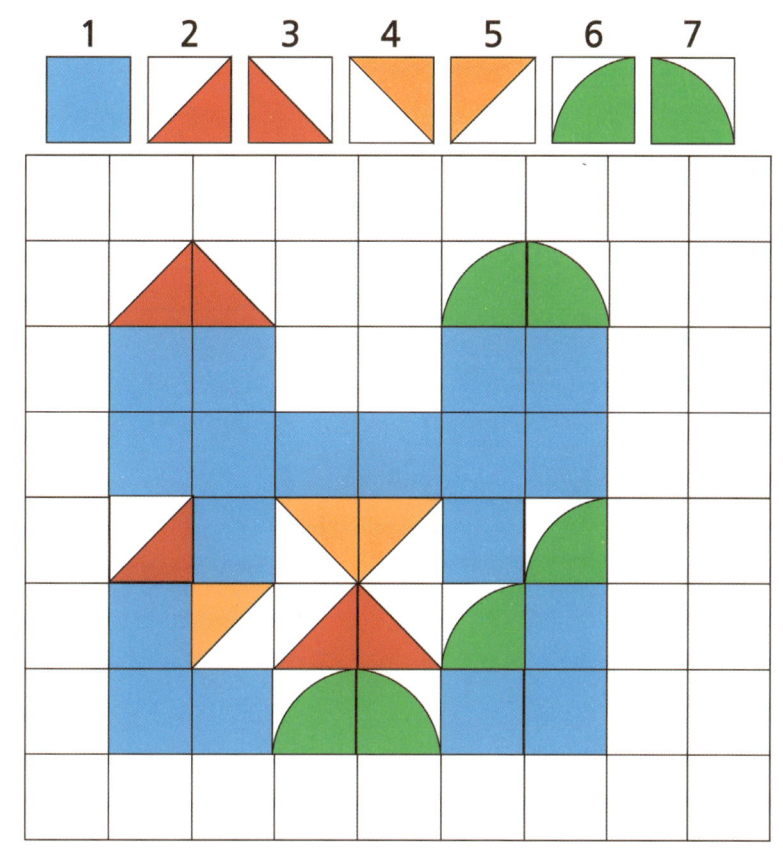

161

정답 및 해설　　　　　5일차

40P. 십자 암호 풀이(수행기능)

[정답] 승복

정답 갯수	배점	비고
1개	5점	

 암호표

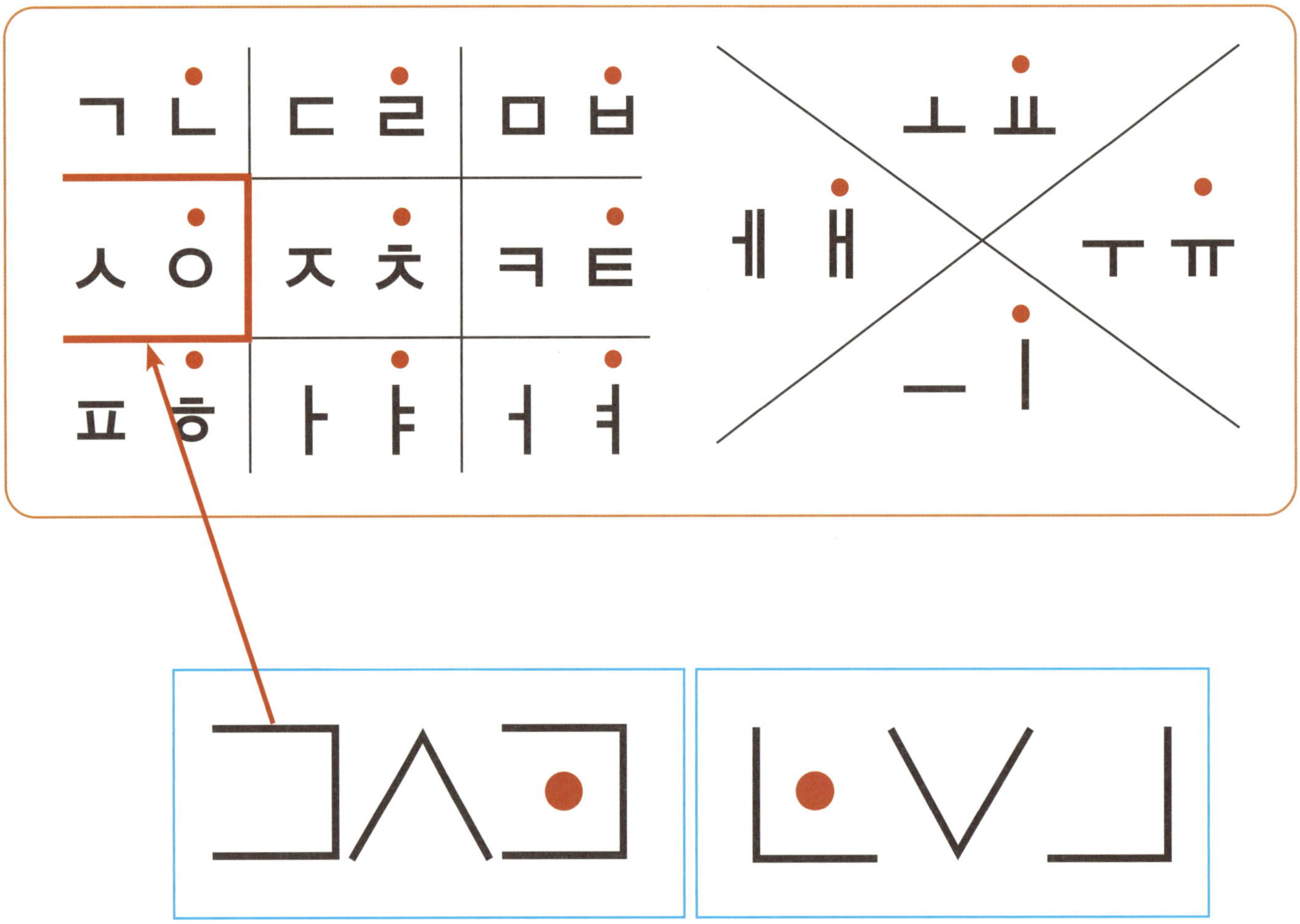

※ 해당 부분에 있는 것(ㅅ, ㅇ) 중에 빨간점이 없는 것은 'ㅅ' 입니다.

정답 및 해설

6일차

43P. 비상 전화번호(기억력)

[정답] 123

정답 갯수	배점	비고
1개	5점	

44P. 같은 넓이 찾기 (시공간능력)

[정답] ② (넓이가 20칸 입니다.)

정답 갯수	배점	비고
1개	5점	

45P. 디지털 숫자 만들기(계산능력)

[정답] 36

정답 갯수	배점	비고
1개	5점	

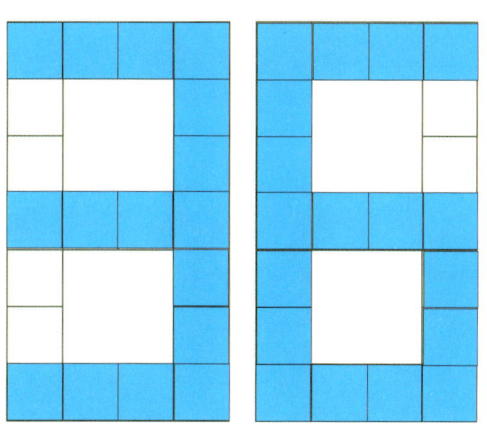

정답 및 해설

6일차

46P. 다양한 직업(언어능력)

[정답]
① 요리사 ② 사진사 ③ 목수 ④ 농부

정답 갯수	배점	비고
3개 이상	5점	
2개	3점	
1개	1점	

47P. 다른 조합 찾기(주의력)

[정답] ④

정답 갯수	배점	비고
1개	5점	

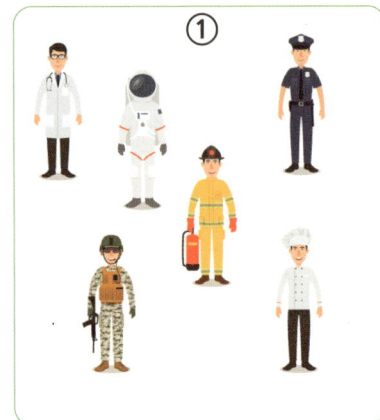
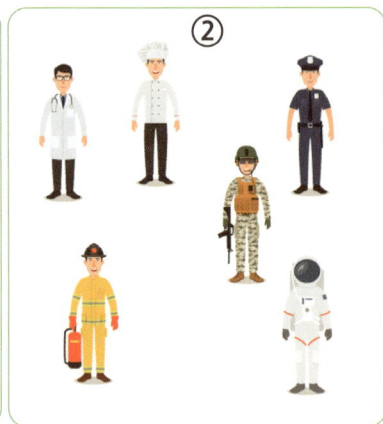
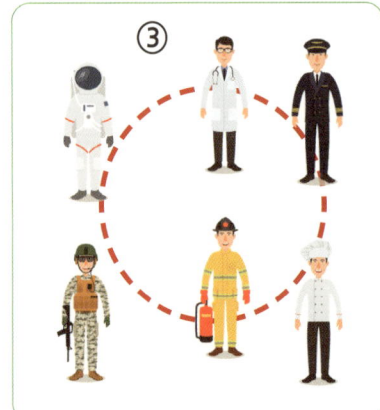
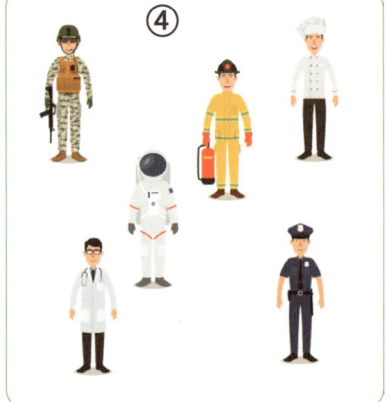

정답 및 해설

6일차

48P. 속담 찾기(수행기능)

[정답]
가는 말이 고와야 오는 말이 곱다.

정답 갯수	배점	비고
1개	5점	

정답 및 해설

7일차

50P. 해로운 식품첨가물(기억력)

[정답] 아질산나트륨

정답 갯수	배점	비고
1개	5점	

51P. 키보드 연습 (시공간능력)

[정답] 순서대로 모두 연결하면 정답

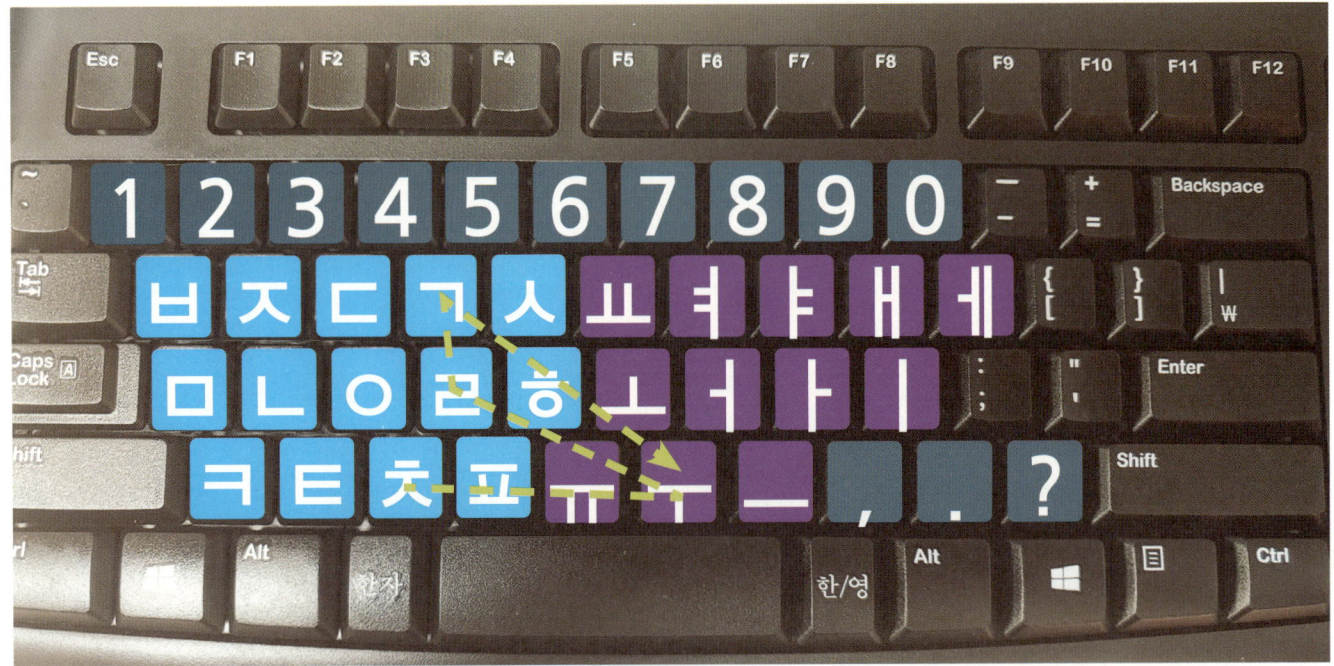

52P. 버스 정류소(계산능력)

[정답] 14:24

정답 갯수	배점	비고
1개	5점	

정답 및 해설

7일차

53P. 짝단어(언어능력)

[정답]
① 우유 ② 치즈

정답 갯수	배점	비고
2개	5점	
1개	3점	

54P. 숨은 그림 찾기(주의력)

[정답] **3개를 찾으면 정답**

정답 갯수	배점	비고
3개	5점	
2개	3점	
1개	1점	

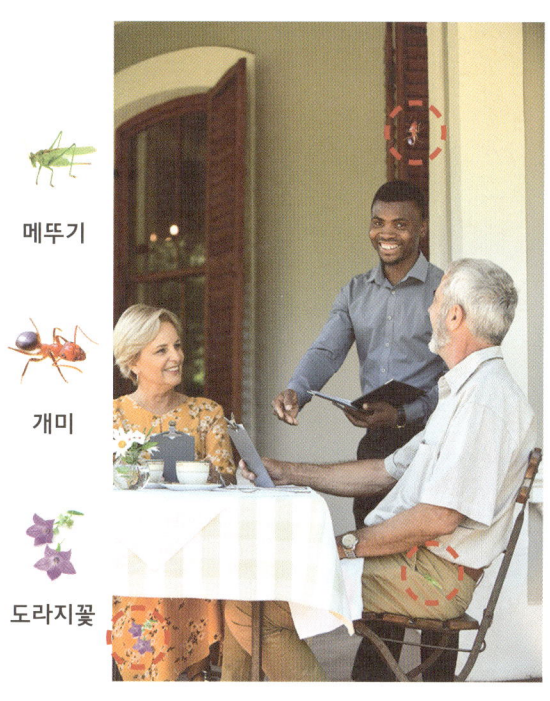

메뚜기

개미

도라지꽃

정답 및 해설   7일차

55P. 여행 일정(수행기능)

[정답] 숙소 ⋯▶ 꽃축제 ⋯▶ 수족관 ⋯▶ 공연장 : 6시간 소요

정답 갯수	배점	비고
1개	5점	

※ 공연시작 - 현재시간 = 6시간20분

1. 숙소 ⋯▶ 수족관 ⋯▶ 공연장 : 2시간 50분 소요
2. 숙소 ⋯▶ 꽃축제 ⋯▶ 수족관 ⋯▶ 공연장 : 6시간 소요
3. 숙소 ⋯▶ 꽃축제 ⋯▶ 공연장 : 3시간 소요
4. 숙소 ⋯▶ 꽃축제 ⋯▶ 전망대 ⋯▶ 공연장 : 6시간30분소요
5. 숙소 ⋯▶ 수족관 ⋯▶ 꽃축제 ⋯▶ 공연장 : 7시간30분 소요

정답 및 해설

8일차

57P. 우울증 예방습관(기억력)

[정답] 기상시간, 취침시간, 식사시간

정답 갯수	배점	비고
3개	5점	
2개	3점	
1개	1점	

58P. 막대 분리 (시공간능력)

[정답] **모두 똑같이 색칠하면 정답**

정답 갯수	배점	비고
1개	5점	

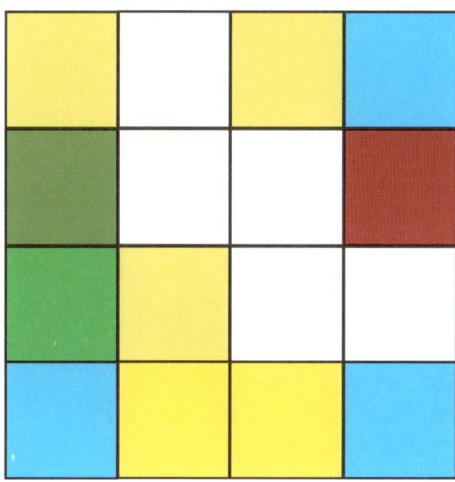

59P. 열량 소모량(계산능력)

[정답] 2시간 30분/ 980kcal

정답 갯수	배점	비고
2개	5점	
1개	3점	

169

정답 및 해설　　　　　　　8일차

60P. 상황 대처(언어능력)

[정답]
① 안심을 시킨다. ② 수분과 음식물을 제공한다. ③ 신상을 파악하려 노력한다.
④ 파출소로 안내한다.

정답 갯수	배점	비고
3개 이상	5점	순서 일치
2개	3점	순서 일치
1개	1점	

61P. 갯수가 다른 것 찾기(주의력)

[정답] 가장 많은 것(치즈) 5개 + 가장 적은 것(우유) 2병 = 7

정답 갯수	배점	비고
3개	5점	
2개	3점	
1개	1점	

1. 치즈 : 5개
2. 과자 : 3개
3. 아이스크림 : 3개
4. 젖소 : 4마리
5. 우유 : 2병
6. 오메기떡 : 3개

정답 및 해설

8일차

62P. 도형 채우기(수행기능)

[정답] 파란색 막대 4개

정답 갯수	배점	비고
1개	5점	

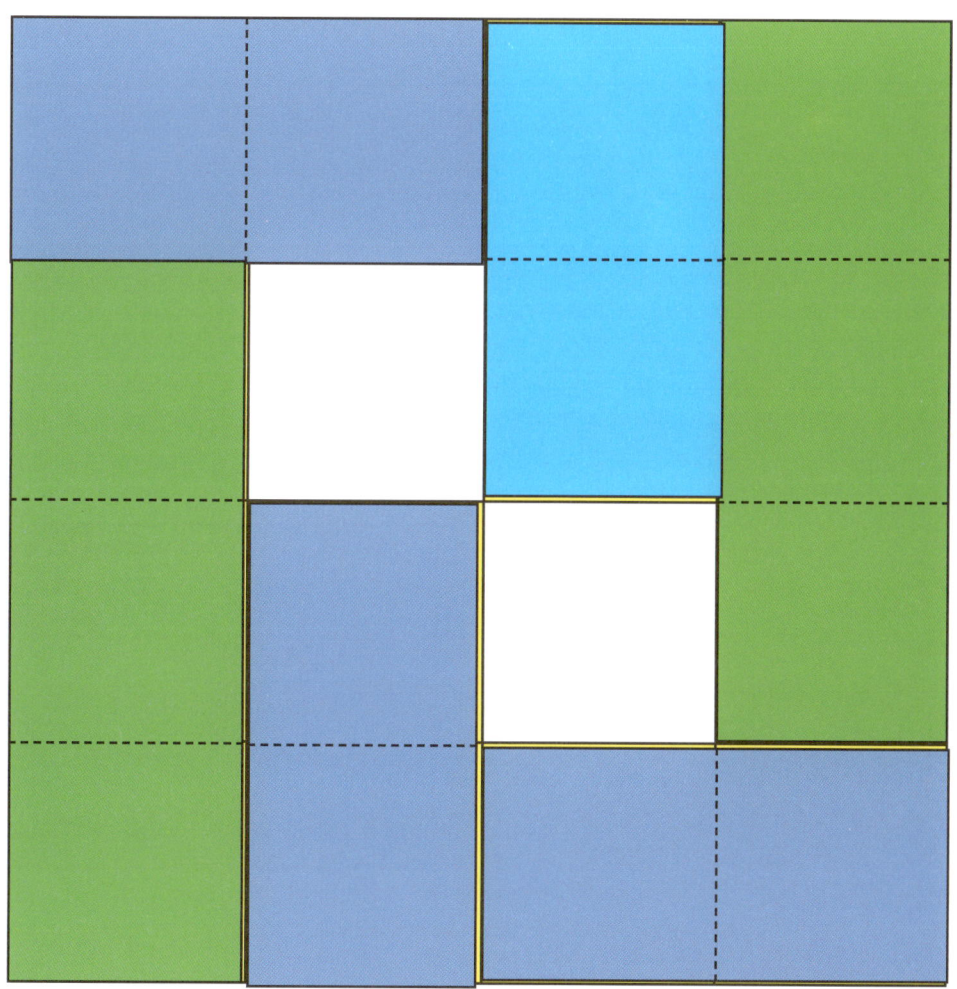

정답 및 해설 9일차

64P. 낙상 예방(기억력)

[정답] 안전손잡이, 미끄럼방지, 호출벨

정답 갯수	배점	비고
3개	5점	
2개	3점	
1개	1점	

65P. 거울에 반사하기 (시공간능력)

[정답] 모두 똑같이 색칠하면 정답

정답 갯수	배점	비고
1개	5점	

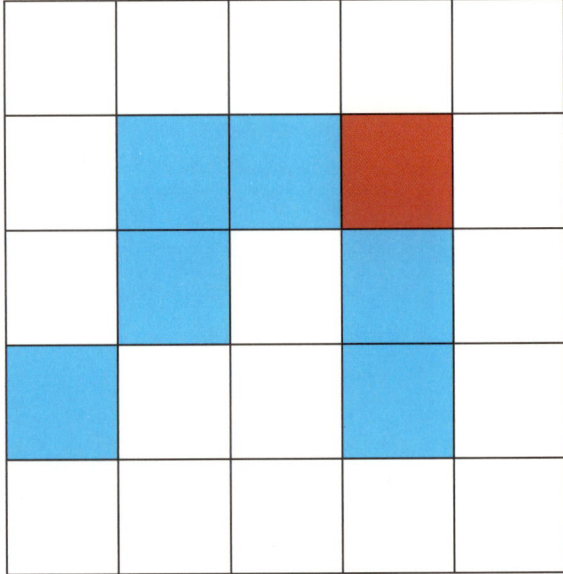

66P. 열차운행시간표(계산능력)

[정답] 열차번호 : 제139열차/ 소요시간 : 1시간07분

정답 갯수	배점	비고
2개	5점	
1개	3점	

정답 및 해설　　　　　9일차

67P. 암호 만들기(언어능력)

[정답] 둘다 모두 정확하면 정답

정답 갯수	배점	비고
2개	5점	순서 일치
1개	3점	순서 일치

모　　5 ﹁

레　　4 ꓩ 0

68P. 같은 방향 표시 찾기(주의력)

[정답] 아래 그림 참조

정답 갯수	배점	비고
1개	5점	

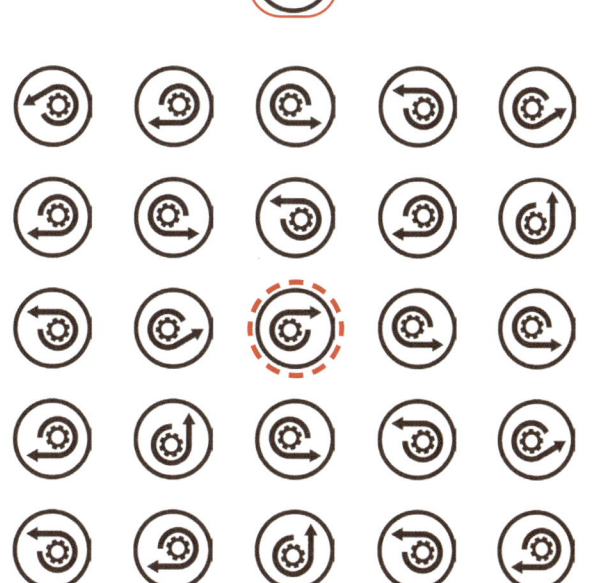

정답 및 해설

9일차

69P. 톱니 바퀴(수행기능)

[정답] 주황색 톱니바퀴의 회전수 = 2회

정답 갯수	배점	비고
1개	5점	

파란색이 2회 회전(총 40개 톱니가 맞닿음)하면 빨간색은 1회 회전하고 초록색은 4회 회전합니다. 따라서 주황색은 2회 회전합니다.

정답 및 해설　　　　10일차

71P. 치매 예방(기억력)

[정답] 취미활동, 봉사활동, 종교활동

정답 갯수	배점	비고
3개	5점	
2개	3점	
1개	1점	

72P. 막대 숫자 암호 (시공간능력)

[정답] **38105**

정답 갯수	배점	비고
1개	5점	

73P. 가장 큰 수와 가장 작은 수(계산능력)

[정답]

가장 큰 수 = 952
가장 작은 수 = 259
952-259 = 693

정답 갯수	배점	비고
3개	5점	
2개	3점	
1개	1점	

정답 및 해설　　　　10일차

74P. 끝말 잇기(언어능력)

[정답]
접시 - 시계 - 계산기

정답 갯수	배점	비고
3개	5점	순서 일치
2개	3점	순서 일치

75P. 같은 모양 벌집 찾기(주의력)

[정답] **색의 위치가 같으면 정답**

정답 갯수	배점	비고
1개	5점	

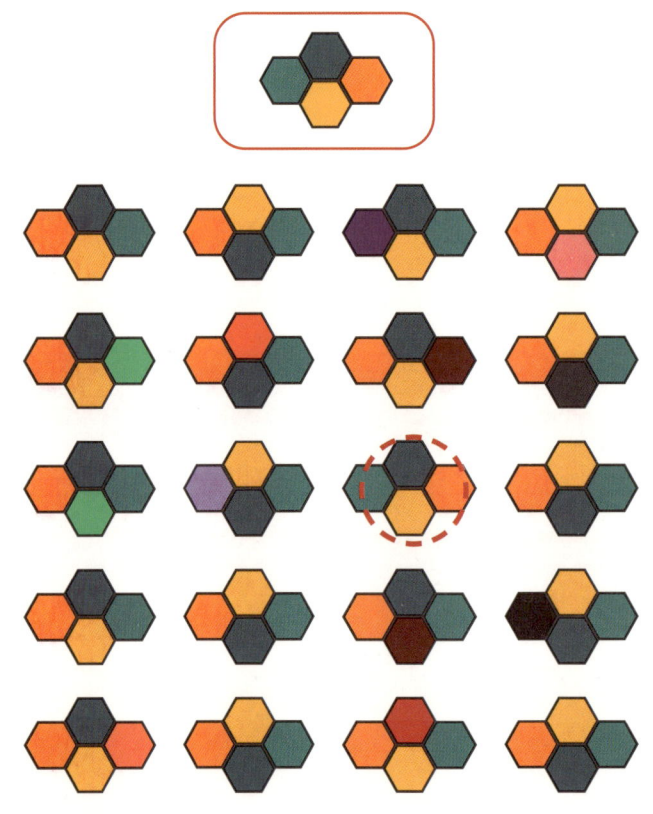

정답 및 해설

10일차

76P. 규칙 발견하기(수행기능)

[정답] 5

정답 갯수	배점	비고
1개	5점	

3행에서 1행을 빼준 값이 2행의 값입니다.

정답 및 해설

11일차

79P. 노인 임플란트 지원(기억력)

[정답] 만 65세 이상, 부분 무치악환자

정답 갯수	배점	비고
2개	5점	
1개	3점	

80P. 막대 글자 암호 (시공간능력)

[정답] ㄱ ㅏ ㅁ ㅅ ㅏ (감사)

정답 갯수	배점	비고
1개	5점	

81P. 반찬 가게(계산능력)

[정답]

닭볶음탕 600g = 11,900원

장조림 100g 가격 = 4,900원/2 = 2,450원 이므로
장조림 300g = 2,450×3 = 7,350원

기지볶음 200g = 6,500원

따라서 결제가격 = 11,900 + 7,350 + 6,500 = 25,750원

정답 갯수	배점	비고
1개	5점	

정답 및 해설

11일차

82P. 생활용품(언어능력)

[정답]
돌하르방('돌하루방'도 정답 처리/ '돌하르방'이 표준어입니다.)

정답 갯수	배점	비고
1개	5점	순서 일치

83P. 같은 색 글자 찾기(주의력)

[정답] 글자 의미와 글자 색이 같으면 정답

정답 갯수	배점	비고
1개	5점	

179

정답 및 해설

11일차

84P. 도형 숫자(수행기능)

[정답] 11

정답 갯수	배점	비고
1개	5점	

1행의 ★+●+●=13 에서 ● = 5, ★ = 3 라고 가정하면
1열의 ★+●+▲=11 에서 ▲ = 4 입니다.

3열의 ●+▲+▲=5+4+4=13 이므로 위의 가정이 맞는 것을 알 수 있습니다.

따라서 ●+★+★=5+3+3=11 입니다.

정답 및 해설

12일차

86P. 노인 틀니 지원(기억력)

[정답] 주민센터 또는 보건소에 대상자 등록신청(둘 중 하나만 적어도 정답)

정답 갯수	배점	비고
1개	5점	

87P. 글자 반사하기 (시공간능력)

[정답] **아래와 같으면 정답**

정답 갯수	배점	비고
1개	5점	

움코

88P. 구슬 숫자 파악하기(계산능력)

[정답]

파란색 구슬 = 10×5 = 50
보라색 구슬 = 10+5 = 15
초록색 구슬 = (50-15)×3 = 105
빨간색 구슬 = 105×2-5 = 205

정답 갯수	배점	비고
3개 이상	5점	
2개	3점	
1개	1점	

정답 및 해설   12일차

89P. 감각 표현 (언어능력)

[정답]
물 끓는 소리 표현 : 뿌우부우, 보글보글
비가 내리는 소리 표현 : 주룩주룩, 톡톡톡, 쏴아아

정답 갯수	배점	비고
5개	5점	
4개	4점	
3개	3점	
2개	2점	
1개	1점	

90P. 숫자 연결하기(주의력)

[정답] 아래와 똑같으면 정답

정답 갯수	배점	비고
1개	5점	

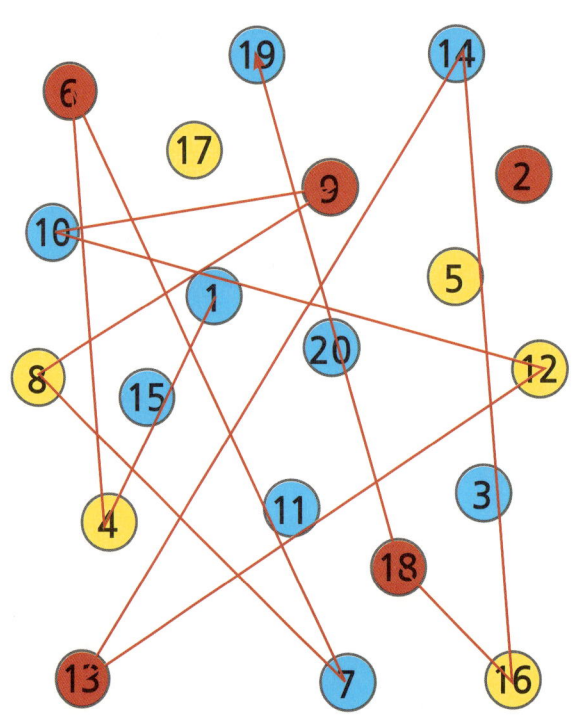

182

정답 및 해설

12일차

91P. 약속 시간 지키기(수행기능)

[정답] 출발시간 12시35분

정답 갯수	배점	비고
1개	5점	

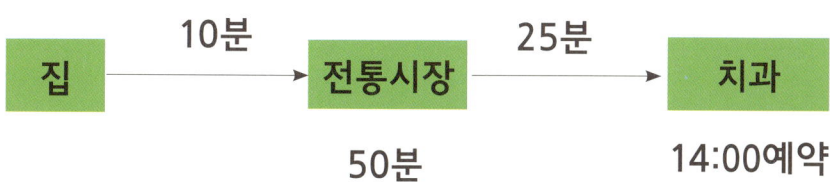

출발시간 = 14:00 - 0:25 - 0:50 - 0:10 = 12:35

정답 및 해설

13일차

93P. 식품별 유통기한 (기억력)

[정답] 10일

정답 갯수	배점	비고
1개	5점	

94P. 버스 노선도 (시공간능력)

[정답] **4712번**

정답 갯수	배점	비고
1개	5점	

95P. 육류 구매 (계산능력)

[정답] 40,800원

생앞다리살 600g = 800×6 = 4,800원
꽃등심 600g = 6,000×6 = 36,000원
결제가격 = 4,800 + 36,000 = 40,800원

정답 갯수	배점	비고
1개	5점	

정답 및 해설

13일차

96P. 의미의 다양성 (언어능력)

[정답] 배

정답 갯수	배점	비고
1개	5점	

97P. 다른 색 찾기 (주의력)

[정답] 아래와 똑같으면 정답

정답 갯수	배점	비고
1개	5점	

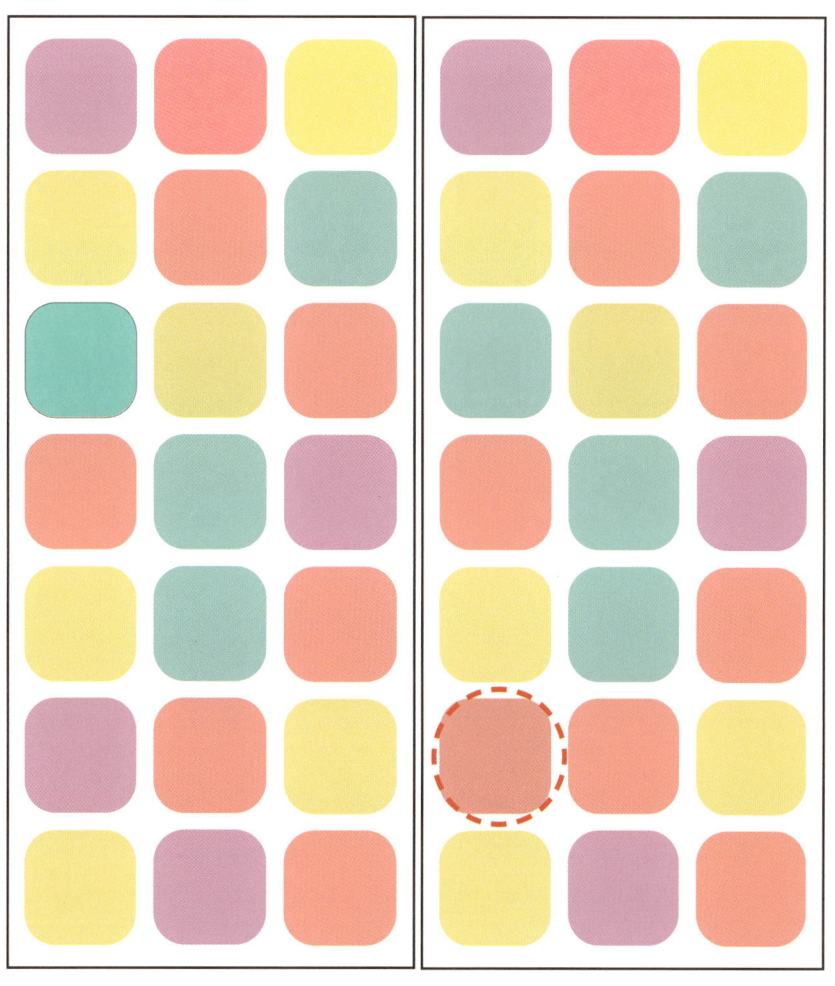

정답 및 해설

13일차

98P. 물통 채우기(수행기능)

[정답]
4L 물통으로 7L 물통에 2번 부어 가득 채우면 1L가 남습니다. 이것을 목표 물통에 채우는 것을 두 번 반복하면 2L를 채울 수 있습니다.

정답 갯수	배점	비고
1개	5점	

정답 및 해설

14일차

100P. 식품별 소비기한 (기억력)

[정답] 30일

정답 갯수	배점	비고
1개	5점	

101P. 물에 비친 막대 (시공간능력)

[정답] **아래 모양과 같으면 정답**

정답 갯수	배점	비고
1개	5점	

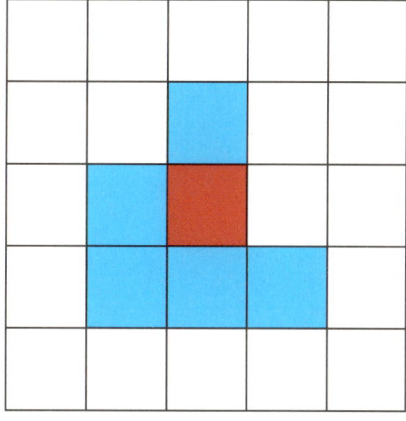

102P. 영화관 관람 (계산능력)

[정답] 22,000원

55세 2명 평일 심야 = 7,000×2 = 14,000원
67세 2명 평일 심야 = 5,000×2 = 10,000원

결제가격 = 14,000+10,000 = 28,000원

정답 갯수	배점	비고
1개	5점	

정답 및 해설   14일차

103P. 가스 안전점검 (언어능력)

[정답] 창문

정답 갯수	배점	비고
1개	5점	

104P. 분리 배출(주의력)

[정답]

정답 갯수	배점	비고
1개	5점	

1. 비운다	2. 헹군다	3. 분리한다	4. 섞지 않는다
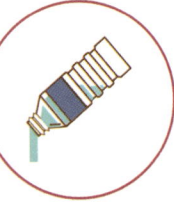	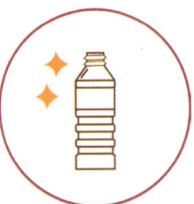	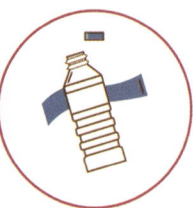	
용기안의 내용물은 깨끗이 비웁니다.	용기안의 이물질을 깨끗이 세척합니다.	라벨, 뚜껑 등 다른 재질은 제거합니다.	종류별, 재질별로 구분하여 배출합니다.

1. 비운다	2. 헹군다	3. 분리한다	4. 섞지 않는다
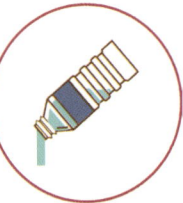	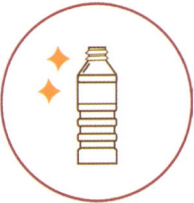	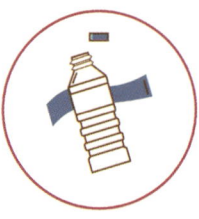	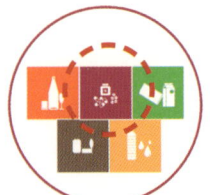
용기안의 내용물은 깨끗이 비웁니다.	용기안의 이물질을 깨끗이 세척합니다.	라벨, 뚜껑 등 다른 재질은 제거합니다.	종류별, 재질별로 구분하여 배출합니다.

정답 및 해설

14일차

105P. 시계 바늘(수행기능)

[정답] 18:00

정답 갯수	배점	비고
1개	5점	

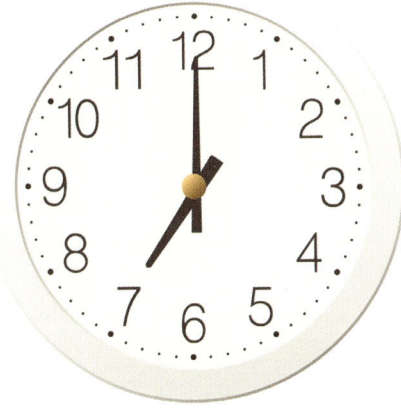
07:00

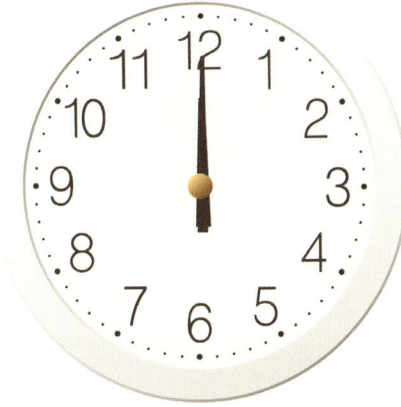
12:00

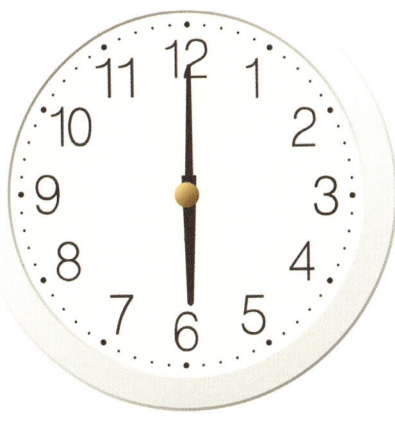
18:00

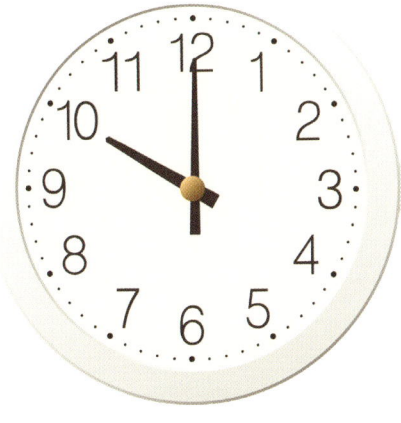
22:00

189

정답 및 해설

15일차

107P. 디지털 도어락 열기(기억력)

[정답] 아래와 같으면 정답

정답 갯수	배점	비고
1개	5점	

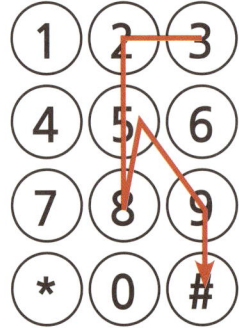

108P. 옆면 모양 맞추기 (시공간능력)

[정답] **두 번째 선택**

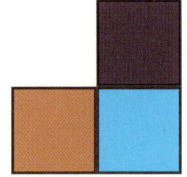

정답 갯수	배점	비고
1개	5점	

109P. 관리비 납입영수증(계산능력)

[정답] 1,000원 지폐 : 124장/ 100원 동전 : 8개/ 10원 동전 : 0개

관리비 총계 = 95,380+29,420 = 124,800원

정답 갯수	배점	비고
3개	5점	
2개	3점	
1개	1점	

정답 및 해설

15일차

110P. 연관 단어 (언어능력)

[정답] 동백꽃, 립스틱, 석류, 우산, 장미, 옷, 신발, 가방 등

정답 갯수	배점	비고
3개	5점	
2개	3점	
1개	1점	

111P. 같은 모양 박스 찾기(주의력)

[정답] 아래와 같으면 정답

정답 갯수	배점	비고
1개	5점	

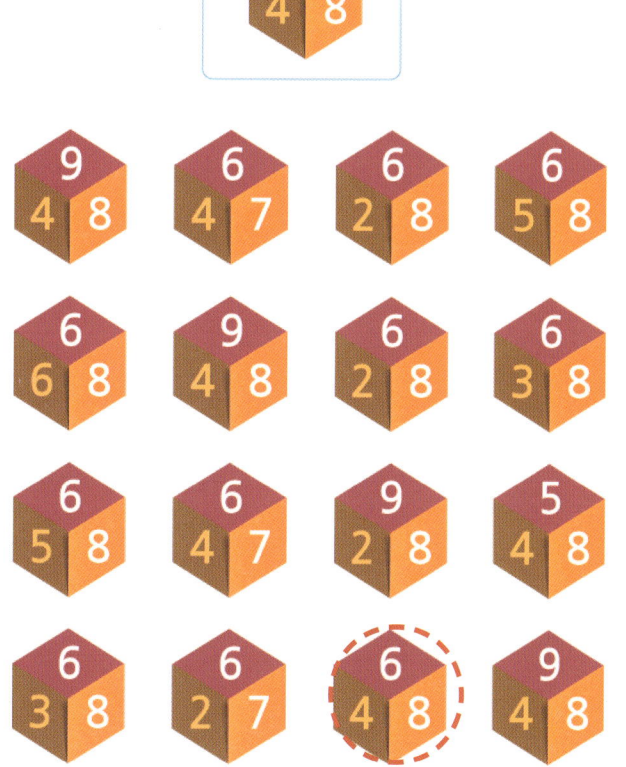

정답 및 해설

15일차

110P. 숫자 규칙 찾기(수행기능)

[정답] 49

정답 갯수	배점	비고
1개	5점	

숫자의 자릿수를 첫번째에 쓰고, 마지막 숫자를 뒤에 쓰면 됩니다.

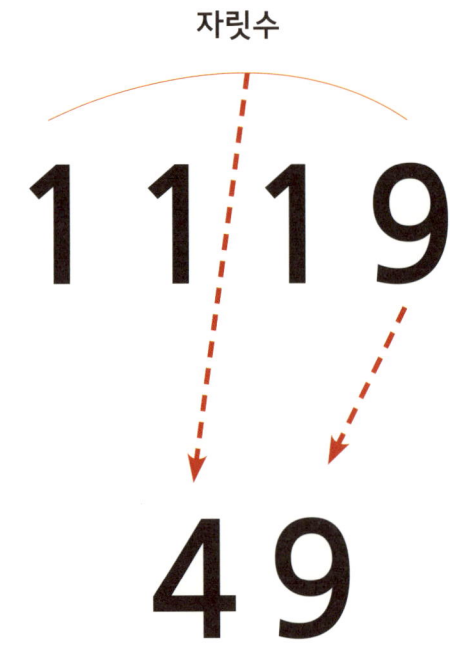

정답 및 해설　　　　16일차

115P. 암환자 의료비 지원(기억력)

[정답] 97,000원

정답 갯수	배점	비고
1개	5점	

116P. 같은 모양 찾기 (시공간능력)

[정답] **아래와 같으면 정답**

정답 갯수	배점	비고
1개	5점	

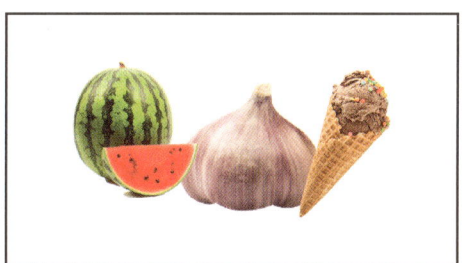

117P. 간장 가격 비교(계산능력)

[정답] 첫 번째 1L당 5,500원으로 가장 저렴합니다.

정답 갯수	배점	비고
1개	5점	

세제명	1L 당 가격(원)
1	5500
2	6000
3	11000
4	13000
5	11000
6	12000
7	9000

정답 및 해설

16일차

118P. 심뇌혈관질환 예방수칙 (언어능력)

[정답] 스트레스

정답 갯수	배점	비고
1개	5점	

119P. 같은 곡식 찾기(주의력)

[정답] 아래와 같으면 정답

정답 갯수	배점	비고
1개	5점	

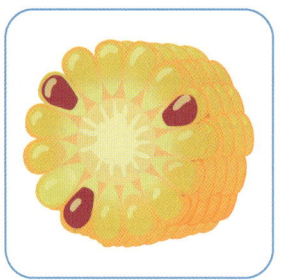

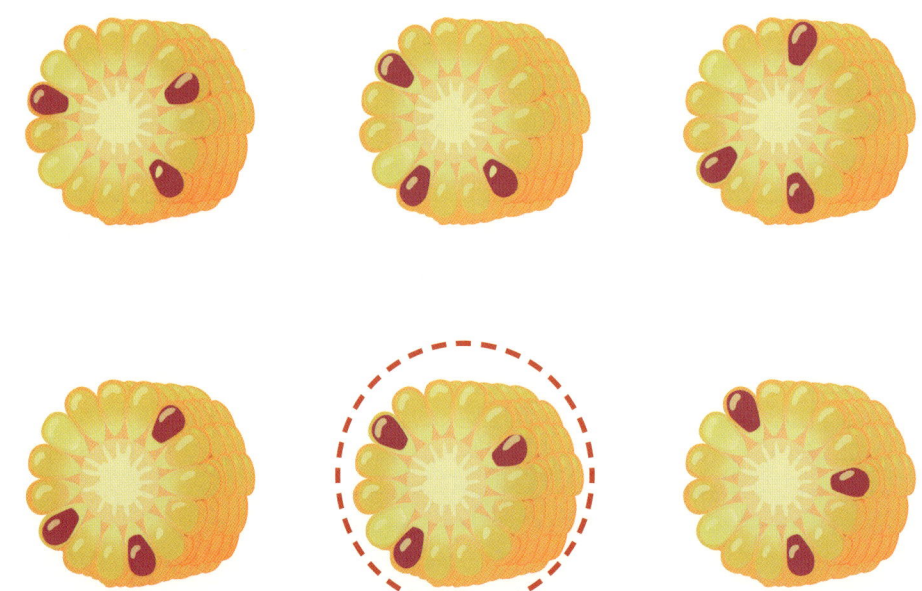

정답 및 해설

16일차

120P. 단어 규칙 찾기(수행기능)

[정답] 2

정답 갯수	배점	비고
1개	5점	

'ㅇ'의 갯수입니다.

정답 및 해설　　17일차

122P. 심폐소생술(기억력)

[정답] 100~120회

정답 갯수	배점	비고
1개	5점	

123P. 거울에 비친 숫자 (시공간능력)

[정답] **아래와 같으면 정답**

정답 갯수	배점	비고
1개	5점	

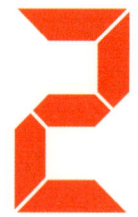

124P. 병원 진단서(계산능력)

[정답] 23,000원

정답 갯수	배점	비고
1개	5점	

일반진단서 + 입퇴원확인서 = 20,000+3,000 = 23,000원

정답 및 해설

17일차

125P. 지역공동체 일자리사업 (언어능력)

[정답] 65%

정답 갯수	배점	비고
1개	5점	

126P. 같은 계산기 찾기(주의력)

[정답] 아래와 같으면 정답

정답 갯수	배점	비고
1개	5점	

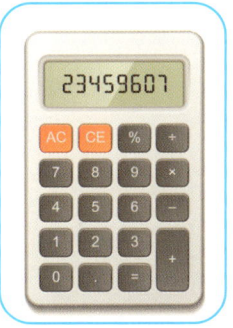

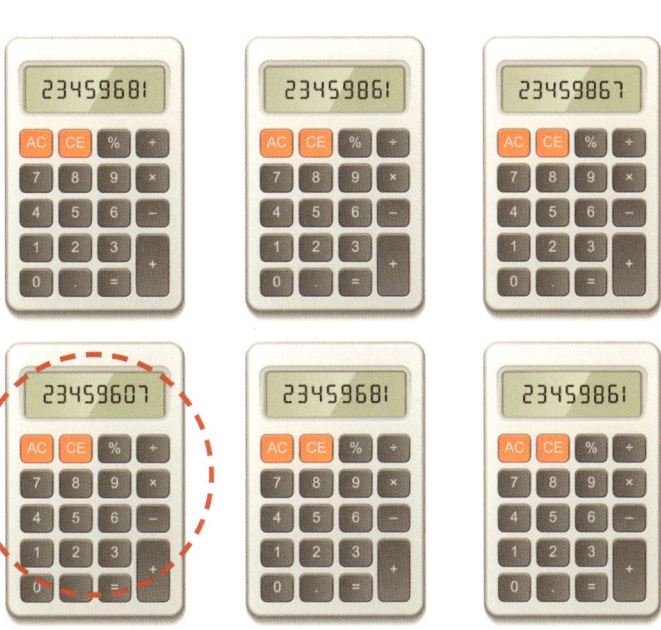

정답 및 해설　　17일차

127P. 성냥 개비 계산(수행기능)

[정답] 아래와 같으면 정답

정답 갯수	배점	비고
1개	5점	2개중 1개 맞히면 정답

첫 번째 더하기에 사선으로 성냥을 추가하여 545를 만듭니다.

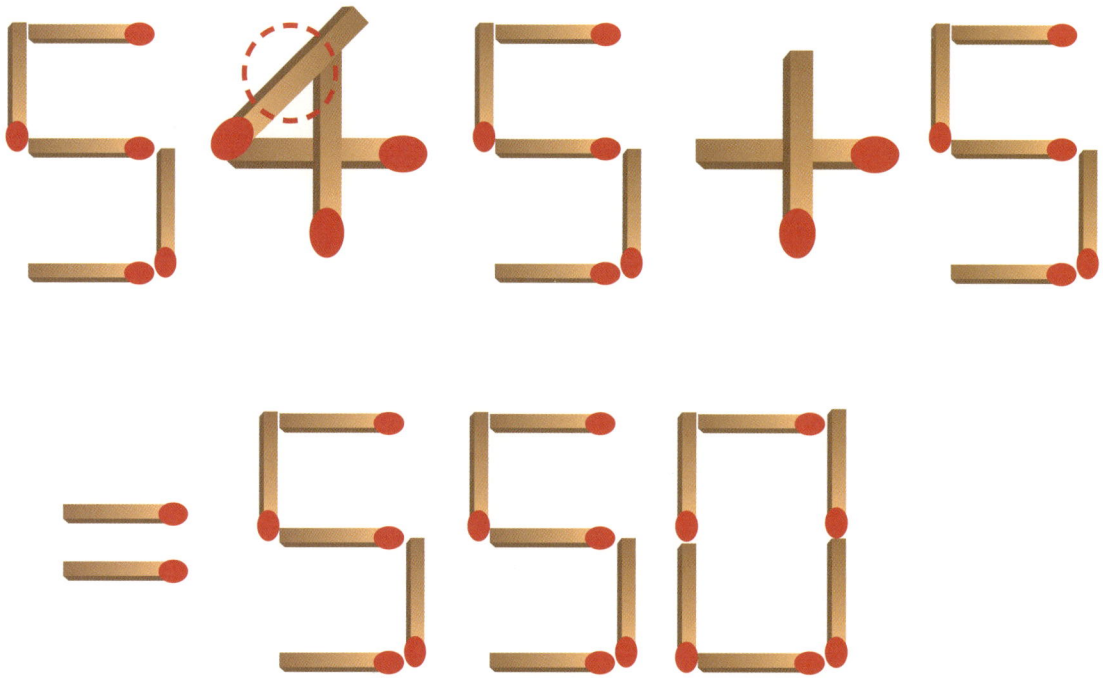

정답 및 해설 18일차

129P. 심근경색(기억력)

[정답] 가슴중앙부 통증 지속

정답 갯수	배점	비고
1개	5점	

130P. 동그라미 그리기 (시공간능력)

[정답] **아래와 같으면 정답**

정답 갯수	배점	비고
1개	5점	

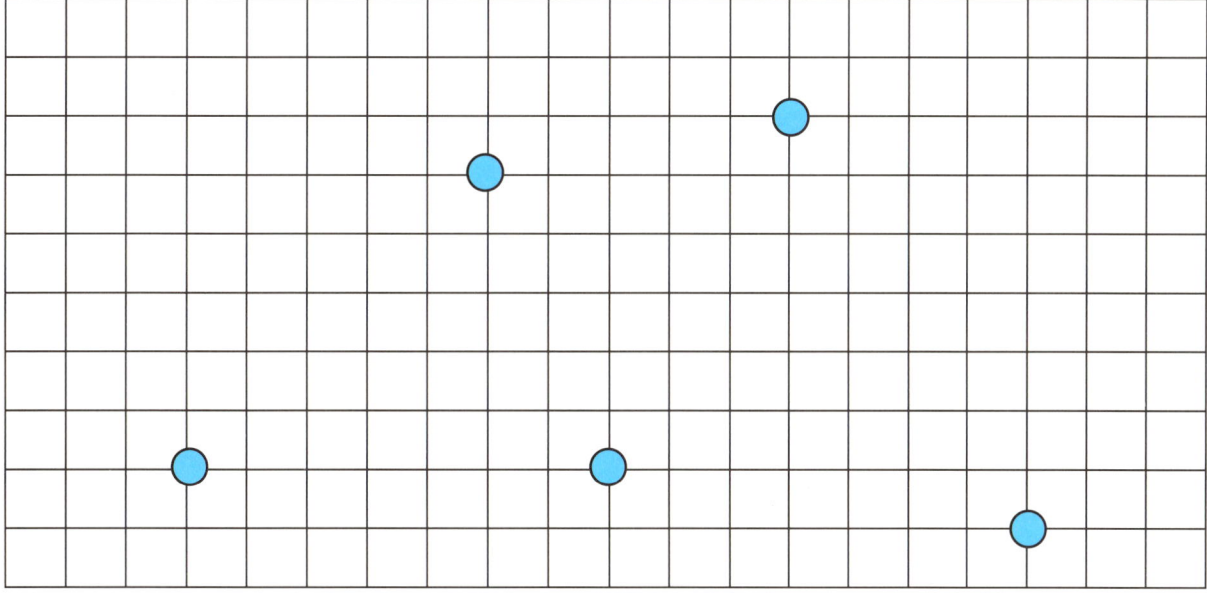

131P. 증명서 수수료(계산능력)

[정답] 2,900원

가족관계증명서 2통(일반) 2,000원+토지대장 2통(일반) 1,000원 = 3,000원

정답 갯수	배점	비고
1개	5점	

정답 및 해설   18일차

132P. 겨울철 독감예방 (언어능력)

[정답] 실내환기

정답 갯수	배점	비고
1개	5점	

133P. 병원 개업 전단지(주의력)

[정답] 아래와 같으면 정답

정답 갯수	배점	비고
1개	5점	

1월 5일 금요일 진료를 시작합니다.

진료과목 정형외과 | 통증의학과 | 신경외과 | 재활의학과

척추 관절 통증 클리닉

골다공증 검사 및 치료
연골주사 증식치료, 수액 주사 치료
⭕신경 치료
수술 후 통증 증후군 치료
골절, 연부 조직 손상 치료

진료시간 평일 am 09:00 ~ pm 07:00 (토요일 am 09:00 ~ pm 02:00)

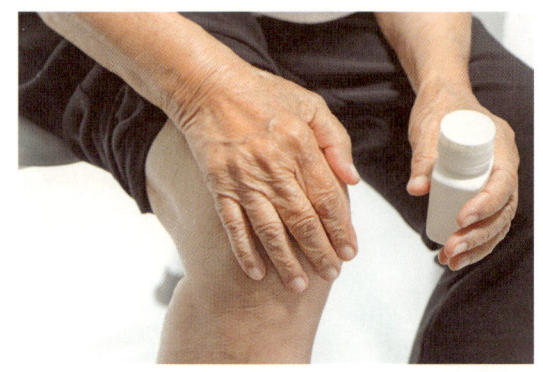

정답 및 해설

18일차

134P. 숫자 채우기(수행기능)

[정답] 아래와 다르더라도 1씩 연속으로 증가하여 15까지 기입하면 정답

정답 갯수	배점	비고
1개	5점	

12	11	10	9
13	2	1	8
14	3		7
15	4	5	6

정답 및 해설

19일차

136P. 소화기 사용법(기억력)

[정답] 손잡이 안전핀 제거

정답 갯수	배점	비고
1개	5점	

137P. 화살표 그리기 (시공간능력)

[정답] **아래와 같으면 정답**

정답 갯수	배점	비고
1개	5점	

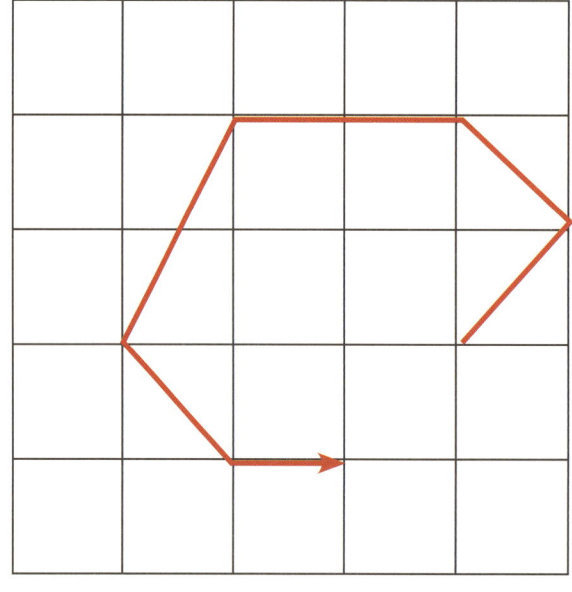

138P. 고속버스 운행시간표(계산능력)

[정답] 15:00 프리미엄/ 결제가격 = 23,700×3 = 71,100원

정답 갯수	배점	비고
2개	5점	
1개	3점	

정답 및 해설

19일차

139P. 가정 내 화재안전 (언어능력)

[정답] 녹색

정답 갯수	배점	비고
1개	5점	

140P. 틀린 눈금 찾기 (주의력)

[정답] 아래와 같으면 정답

정답 갯수	배점	비고
1개	5점	

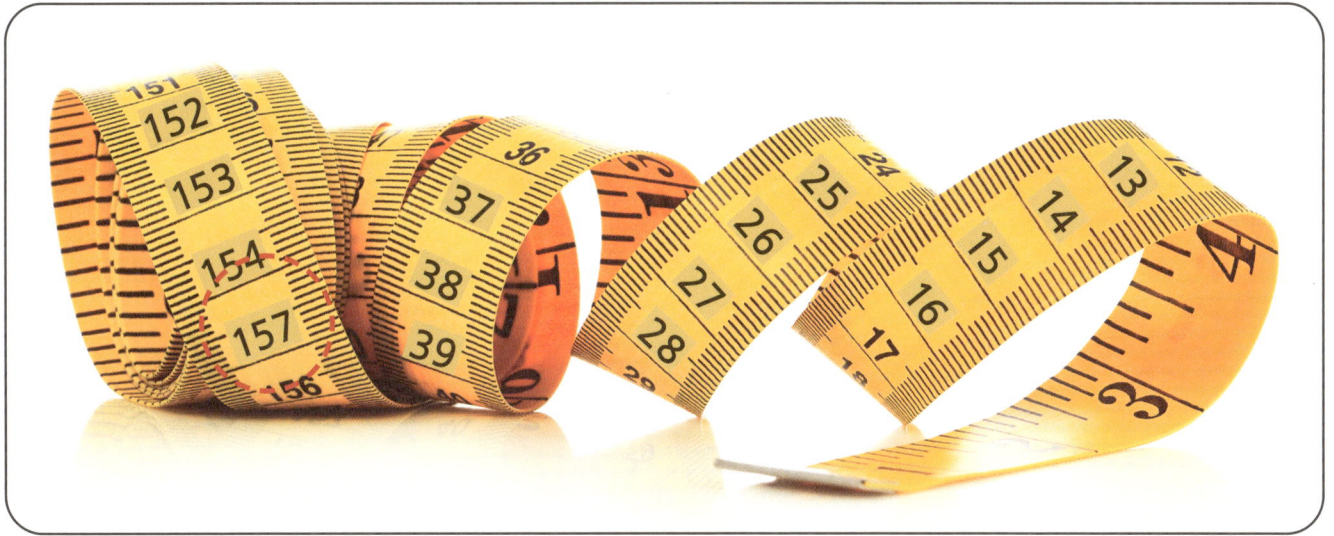

정답 및 해설

19일차

141P. 유통기한 확인(수행기능)

[정답] 라면(유통기한 2021년 8월 20일)

정답 갯수	배점	비고
1개	5점	

정답 및 해설

20일차

143P. 지역사회 서비스 이용(기억력)

[정답] **맞춤돌봄**

정답 갯수	배점	비고
1개	5점	

144P. 약도 그리기 (시공간능력)

[정답] **아래와 같으면 정답**

정답 갯수	배점	비고
7개 이상	5점	
3~6개	3점	
3개 미만	1점	

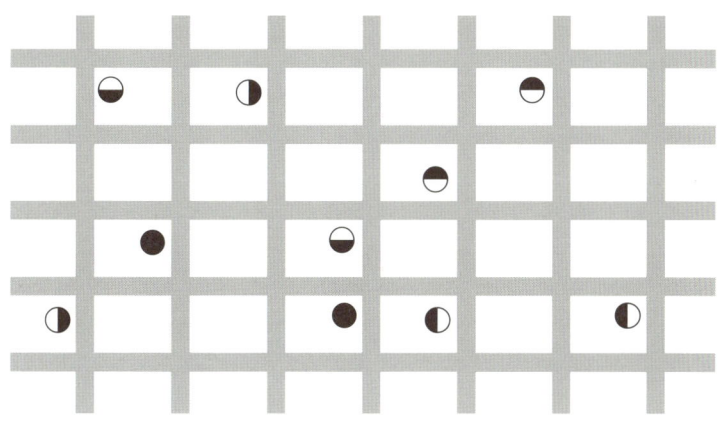

145P. 제주도 여행경비(계산능력)

[정답] 인당 식비 = (1,476,000-300,000-500,000-200,000-350,000)/2 = 63,000원

정답 갯수	배점	비고
1개	5점	

정답 및 해설   20일차

146P. 심폐소생술 (언어능력)

[정답] 인공호흡

정답 갯수	배점	비고
1개	5점	

147P. 영양정보 표시(주의력)

[정답] 아래와 같으면 정답

정답 갯수	배점	비고
1개	5점	

영양정보			총 내용량 620g 3/4컵(30g) 당 129kcal	
3/4컵당	1일 영양성분 기준치 비율		100g 당	
나트륨	120mg	6%	390mg	20%
탄수화물	23g	7%	76g	23%
당류	8g	8%	27g	27%
지방	**3.3g**	6%	11g	20%
콜레스테롤	0mg	0%	0mg	0%
단백질	2g	4%	6g	11%

1일 영양성분 기준치에 대한 비율(%)은 2,000kcal 기준이므로 개인의 필요 열량에 따라 다를 수 있습니다.

정답 및 해설

20일차

148P. 열량 소모량(수행기능)

[정답] 줄넘기/ 60분/ 456kcal

정답 갯수	배점	비고
3개	5점	
2개	3점	
1개	1점	

밥1공기+김치찌게+불고기 1인분 = 250+87+685 = 1,022kcal

1,022-600 = 422kcal

따라서 422kcal 소모하기 위해 줄넘기를 60분(456kcal) 동안 해야 합니다.

평가표

훈련기간 : 20   년   월   일 ~ 20   년   월   일

학습자 번호 :   학습자명 :

No.	기억력	시공간능력	계산능력	언어능력	주의력	수행기능
1						
2						
3						
4						
5						
7						
8						
9						
11						
12						
13						
14						
15						
17						
18						
20						

[배점 시 유의사항]

1. 0점~5점을 배점합니다.(6점 척도 사용)
2. 각 배점에서 도움의 횟수가 3회 이상일 경우 1점씩 감점하여 기입합니다.

20   년   월   일

소 속 :
지도사 :   (인)